おうちで、薬膳なべ

料理／岩崎啓子
漢方監修／薬日本堂

身近な材料で
おいしく、
キレイに！

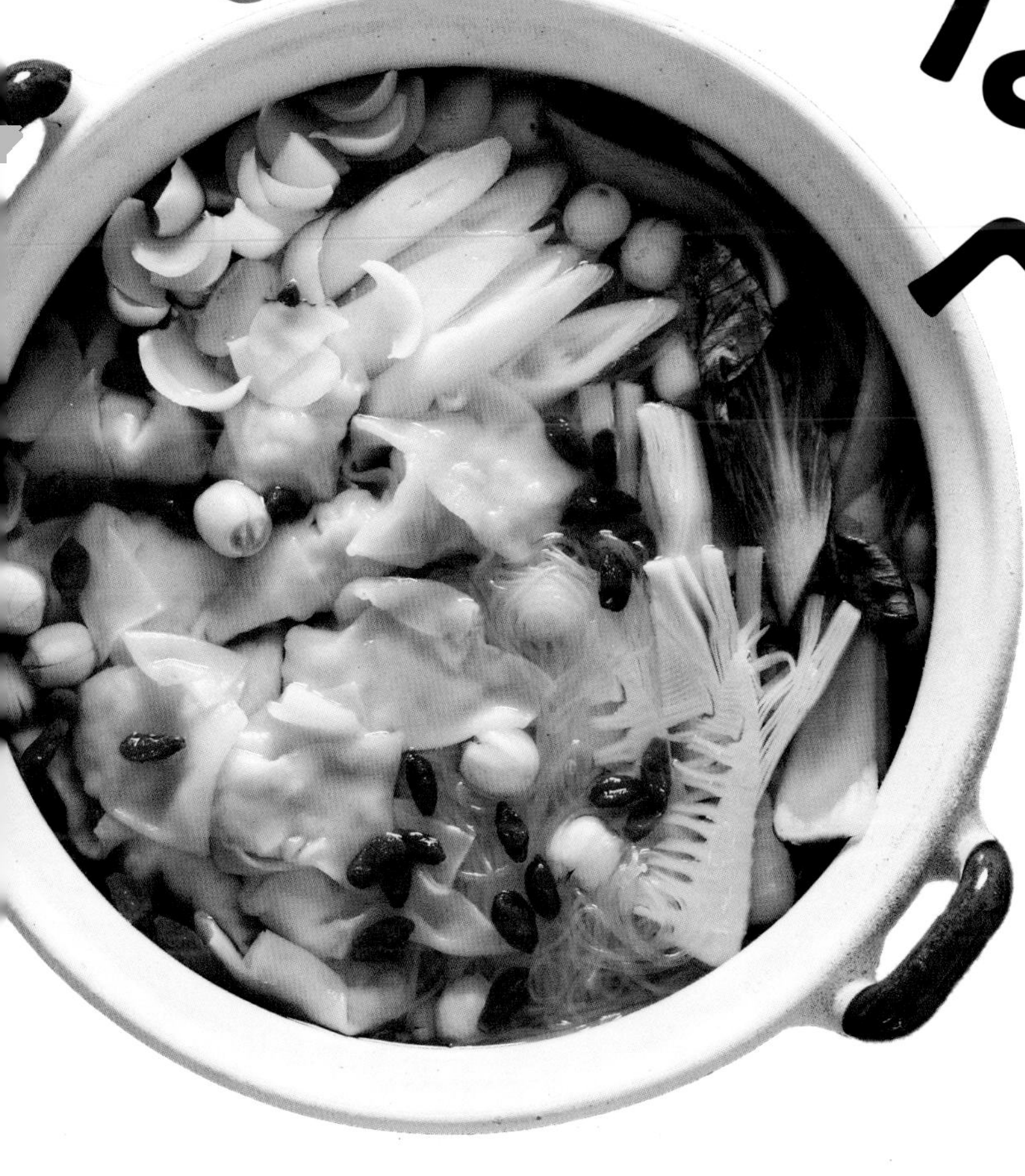

河出書房新社

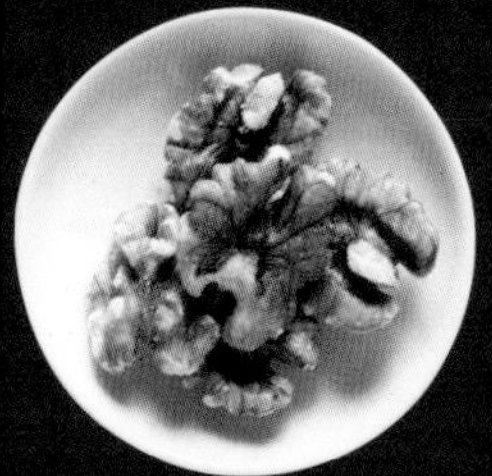

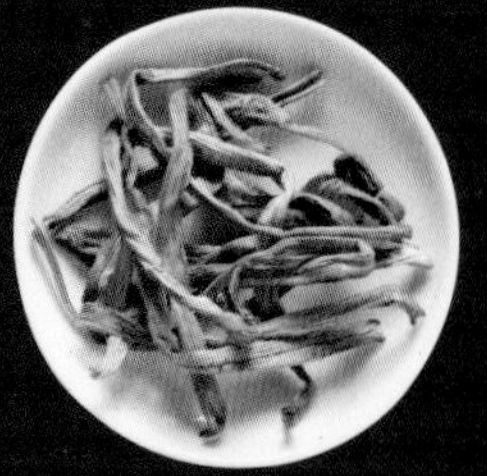

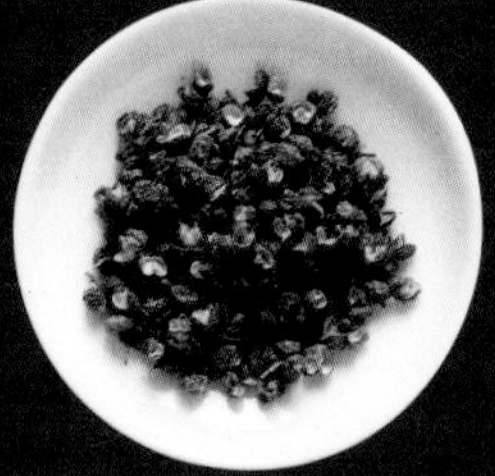

身近な生薬を使って今日からカンタン薬膳なべ

食べた翌日、体の調子がすこぶるよくなった、お肌もつやつやプリプリになったと、
女性を中心に大絶賛なのが「薬膳なべ」。
おいしくて、元気にキレイになれると話題です。
それもそのはず、この鍋、美容と健康を後押しする
生薬たっぷりのスープに、栄養たっぷりの具材が盛りだくさん。
さまざまな薬膳素材のパワーで、ひと口いただけば
普通の鍋料理以上に体が芯からポカポカと温まり、
血行がよくなり新陳代謝もアップ！　いいことづくめの鍋料理なのです。

でも、薬膳なべは専門店でしか食べられない特別なもの、
と思っていませんか？

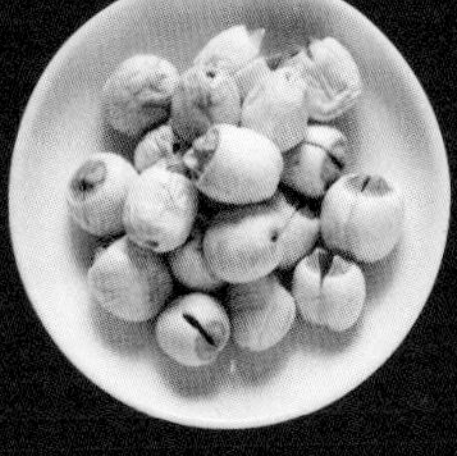

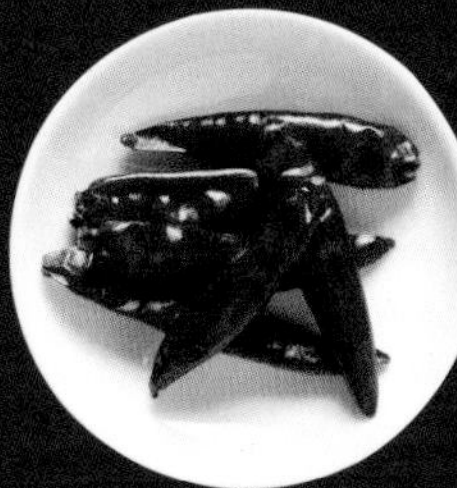

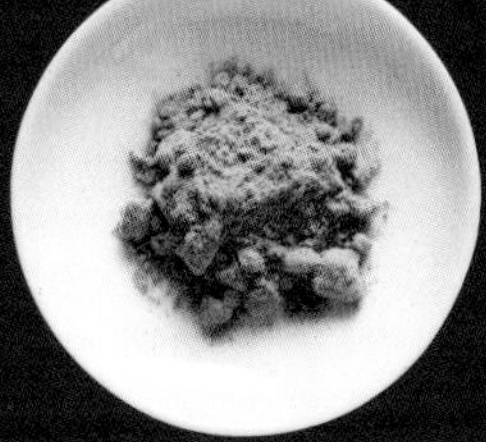

そもそも〝薬膳〟とは、生薬だけでなく、日常的に食卓に上がる食材も含め、
体にどういった作用を与えるか、を考えて作られたお料理のこと。
また〝薬膳素材〟の多くは、ふだんのお料理やお菓子作りでよく目にする
なじみ深い食材やスパイスだったりします。

そう、実は日常的な食材で、気軽にご自宅で薬膳なべを楽しむことができるのです。

本書では、ベーシックなスペシャル薬膳なべスープ3種を伝授するとともに、
食べ慣れた鍋料理と相性のいい薬膳素材をコラボさせた、
大人から子どもまで楽しめる薬膳なべのバリエーションもご紹介。

ご家族で、また友人同士の集まりに、
おいしくて体も喜ぶ「薬膳なべ」を取り入れてみませんか？

Contents

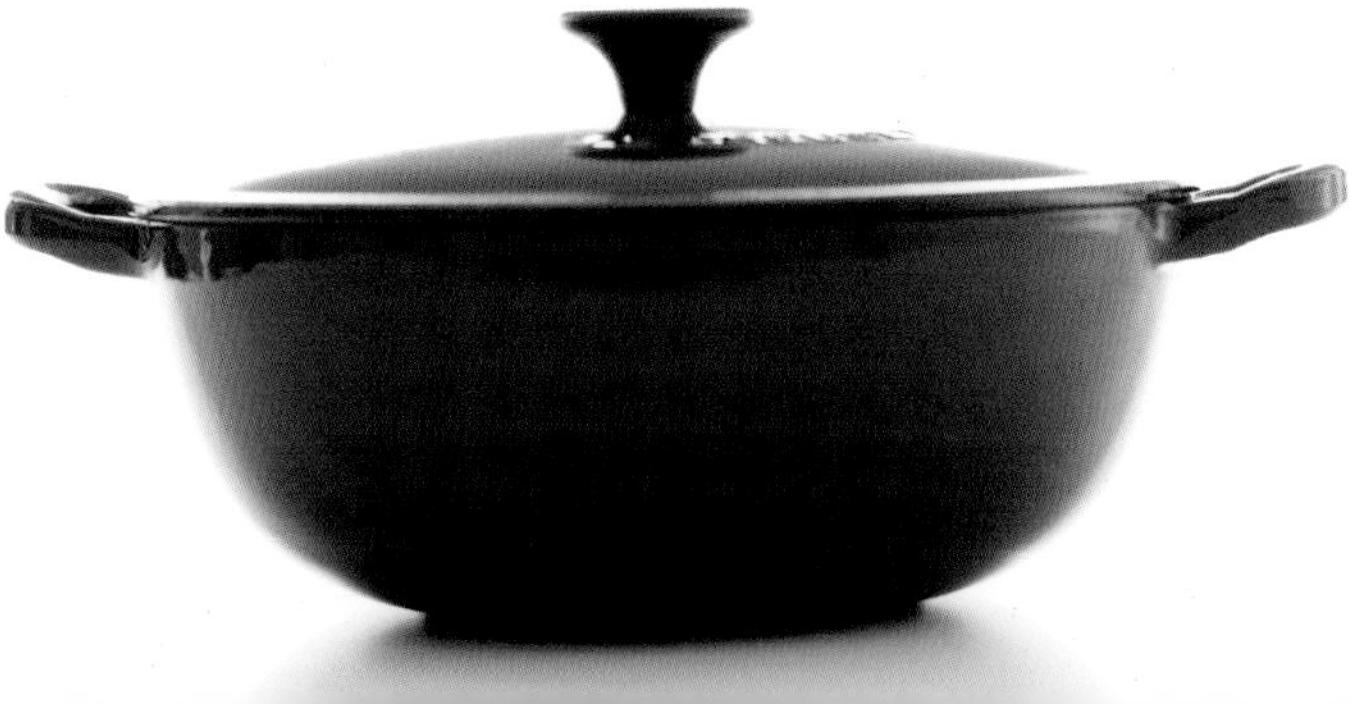

知っているとちょっと便利な薬膳！レッスン

Column

【この本の使い方】

薬膳アドバイス
●材料に含まれる薬膳素材や食材の効果を中心に説明しています。

このメニューで使った薬膳素材
●P6～10で紹介した薬膳素材の中からピックアップして効果・効能を解説します。

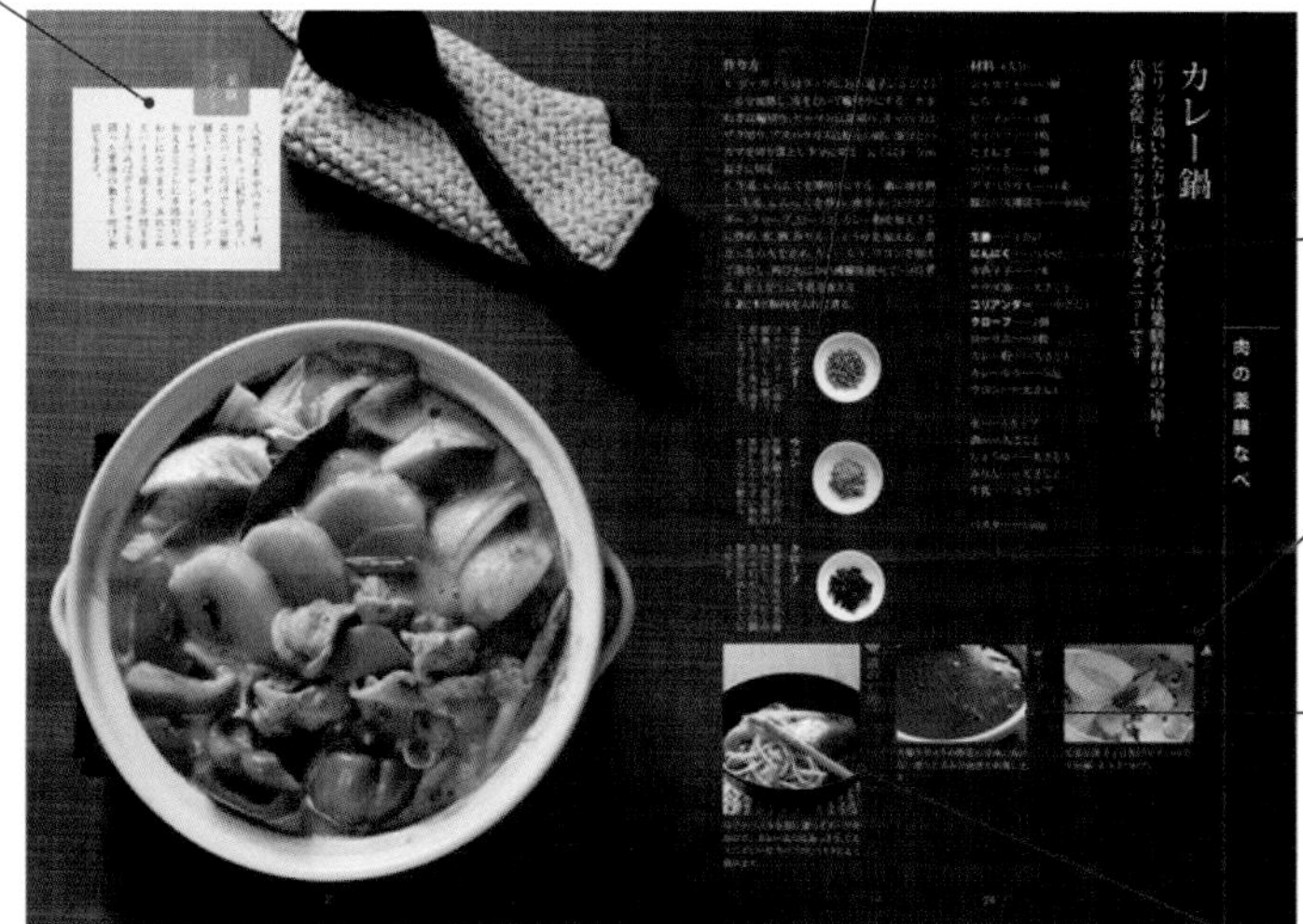

太字の食材
●材料に含まれる薬膳素材です。

ポイント
●押さえておきたいレシピのポイントをピックアップしています。

スープ
●スープは鍋のキモ。特徴の説明と仕上がり具合のチェックに使いましょう。

鍋のしめ
●鍋料理の楽しみのひとつ。ご家庭でもお試しを。

※レシピについて
・大さじ1は15ml、小さじ1は5ml、1カップは200mlです。
・だし汁は、特に指定がない場合は何を使ってもかまいません。
・貝類は砂抜きなど下処理をしっかりしてください。
・適量と表記した分量については、お好みで加減してください。
・電子レンジの加熱時間は600Wを目安にしています。

気軽にチャレンジ！ ちょい足し漢方食材

隠し味によし、彩りによし、酢・しょうゆなどの調味料に混ぜてもよし！
いつもの定番料理にちょい足し感覚で加えるだけの
普段使いができる、おいしくて食べやすい漢方食材をチョイスしてみました。
美容のこと、健康のことがちょっと気になったら、近所のスーパーへ行ってみましょう。

花椒《ホアジャオ》

性味：辛／熱　帰経：脾腎
舌が痺れる独特の風味が特徴的な四川料理に欠かせないスパイス。消化を助ける健胃作用、麻酔にも使われるほど強力な鎮痛作用、また体内の寄生虫を駆除する駆虫作用があることから、古くから漢方薬として用いられてきました。そのほか、ホルモンバランスを整える作用も。

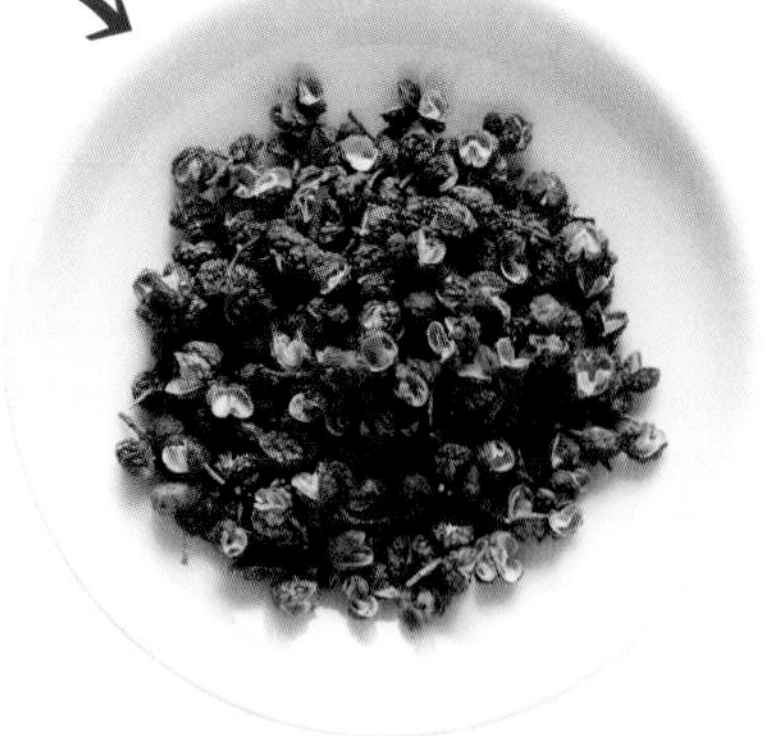

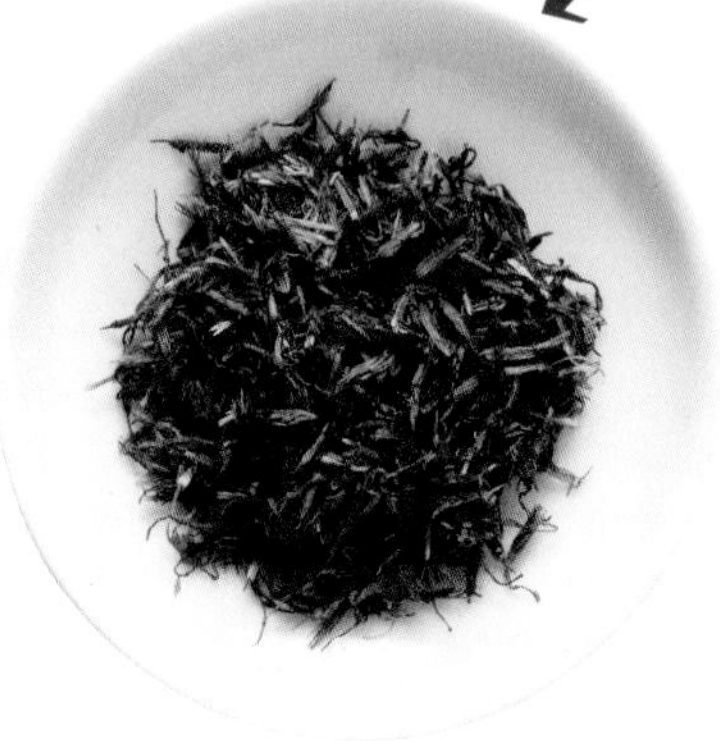

紅花《ベニバナ》／紅花《コウカ》

性味：辛／温　帰経：心肝
染料や着色料としても使われる紅花。血液をきれいにし、血行促進作用にすぐれ、月経不順、更年期障害、産前・産後など婦人病一般の治療に使われます。また冷え性や打撲にも効くとされています。紅花の種から採れる紅花油には、血中コレステロールを排出し動脈硬化を予防するリノール酸が豊富です。
※妊婦には禁忌

高麗人参／高麗人参《コウライニンジン》

性味：甘苦／温　帰経：心肺脾
漢方薬の代名詞。栽培が困難な上に収穫までに4〜6年もの時間を要するため、高価なイメージが強いものの、小ぶりなものやスライスしたもので流通しています。心臓の働きを力強くし、末梢の血管を拡張して血流を改善するため、血行不良による頭痛、肩こり、冷え性などに効果的です。

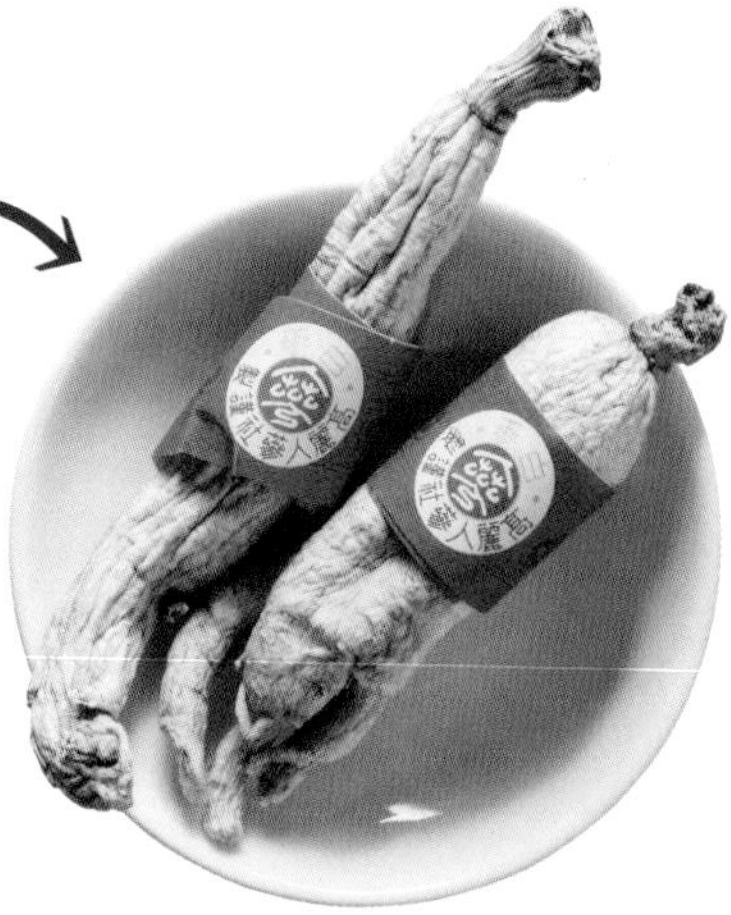

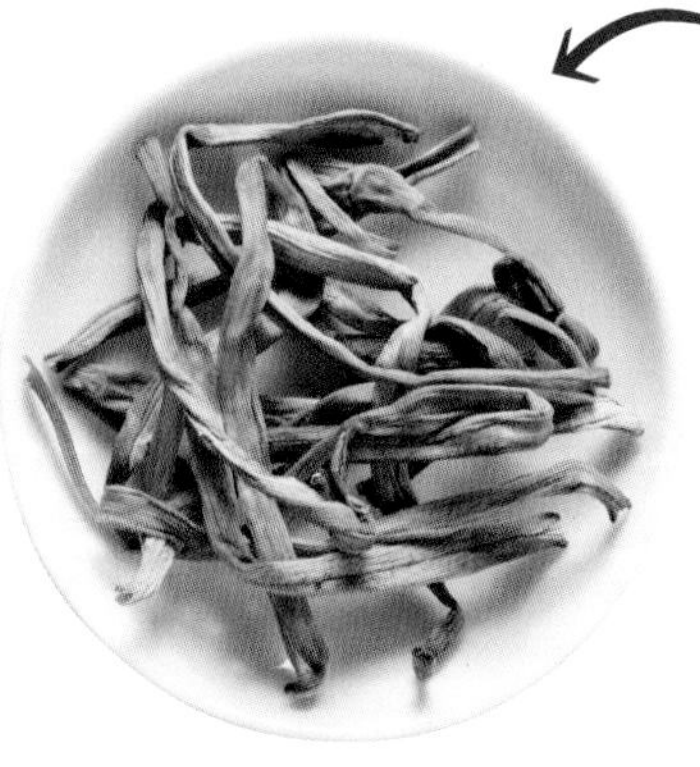

金針菜《キンシンサイ》

性味：甘／涼　帰経：肝腎
煮物や炒め物の具材として日常使いもできるクセのない食材。鉄分をはじめ、ビタミンB群、カルシウムも豊富。貧血の特効薬として、また精神安定に効果を発揮します。軽く水洗いしてぬるま湯につけて戻し、戻し汁ごと料理に使うのがポイント。

性味／帰経について

●漢方的に見た食材が持つ味
酸すっぱい　苦にがい　甘あまい
辛からい
その他、鹹《かん》（塩辛い）もある

●その食材を食べた時の体への作用
熱 温 平 涼 寒
←温める　　冷やす→

●食材が働きかける五臓のタイプ
肝心脾肺腎
（詳しくはP60-62をお読みください）

※**色違い**の食材名があるものは漢方薬にもよく使われる生薬。**色違い**の部分が生薬名です。

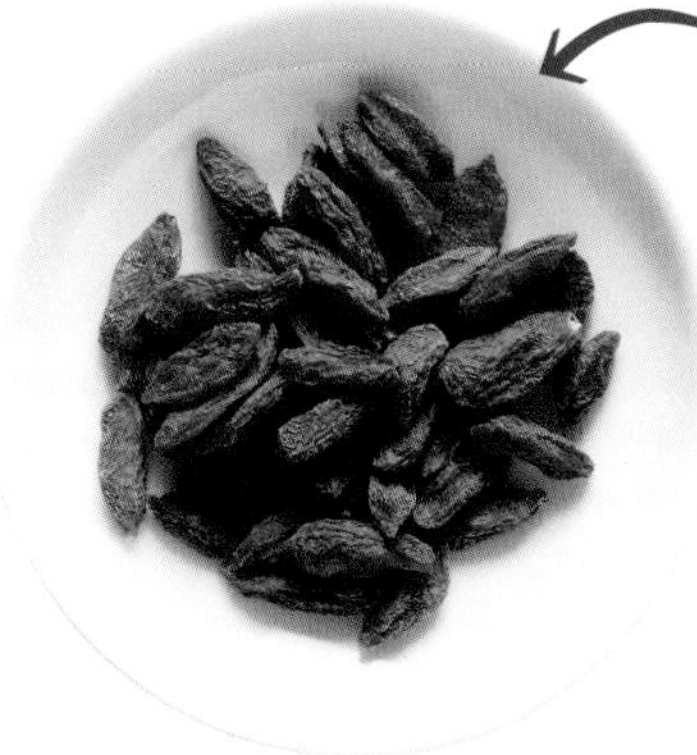

クコの実／枸杞子《クコシ》

性味：甘／平　帰経：肺 肝 腎

ほんのり上品な甘みと彩りのよさで知られるポピュラーな中華食材。添え物のように思われていますが、体力・精力の衰えや足腰の痛みなど腎機能の低下、肝機能の向上、肝脂肪抑制などにも用いられます。また「肝は目に通ず」といわれるように、目の機能回復にも効果的です。

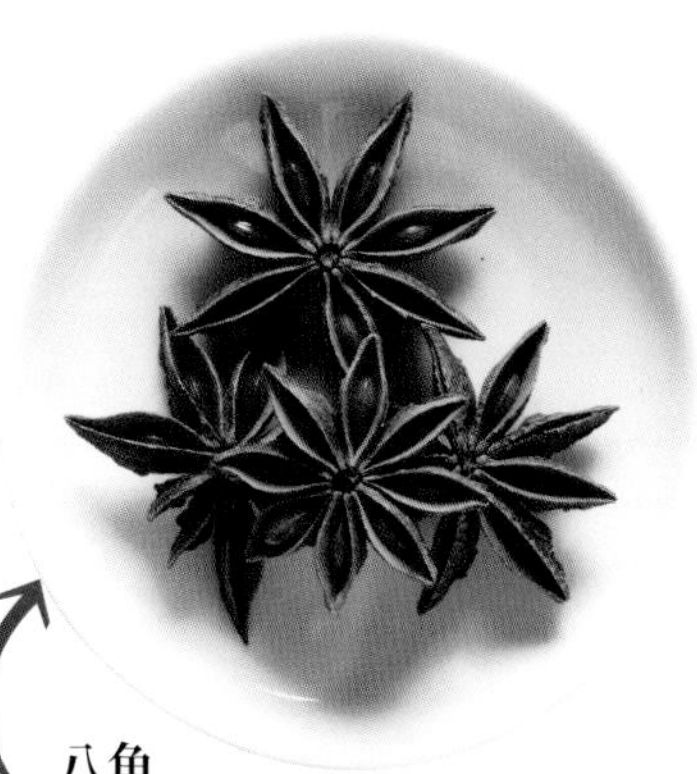

八角

性味：甘 辛／温　帰経：腎 脾

独特の香りを持ち、杏仁豆腐の香りづけにも用いられます。抗ガン作用があるほか、消化器官の働きを助け、食欲増進、健胃などの作用を持ち、新陳代謝も活発にします。また精神安定にも効き目があります。

クローブ／丁子《チョウジ》

性味：辛／温　帰経：肺 脾 腎

クローブは健胃生薬としてすぐれ、市販の胃薬の原料としても使われています。カレーや肉料理、またウスターソースの原料として欠かせない香辛料で、単品で用いられることはほとんどありません。鎮痛・鎮静作用も強く、クローブをくわえているだけで虫歯の痛みもやわらぎます。

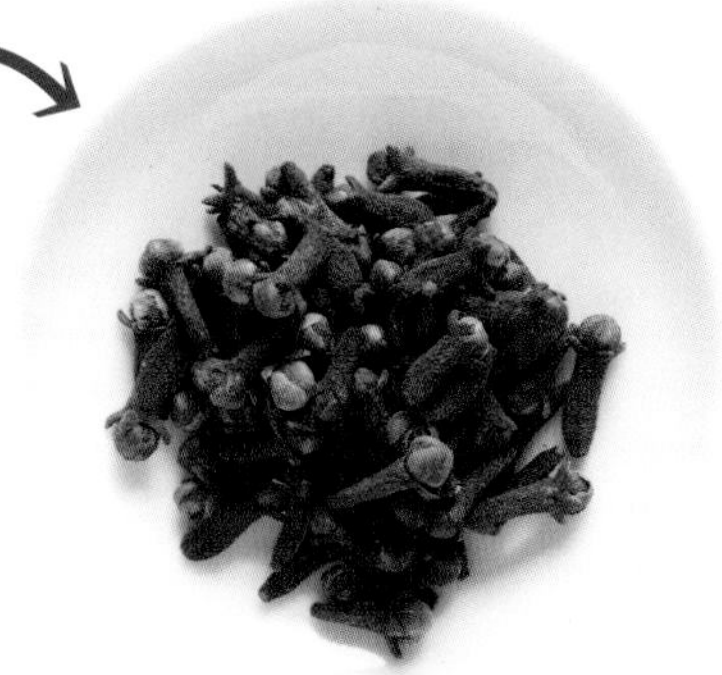

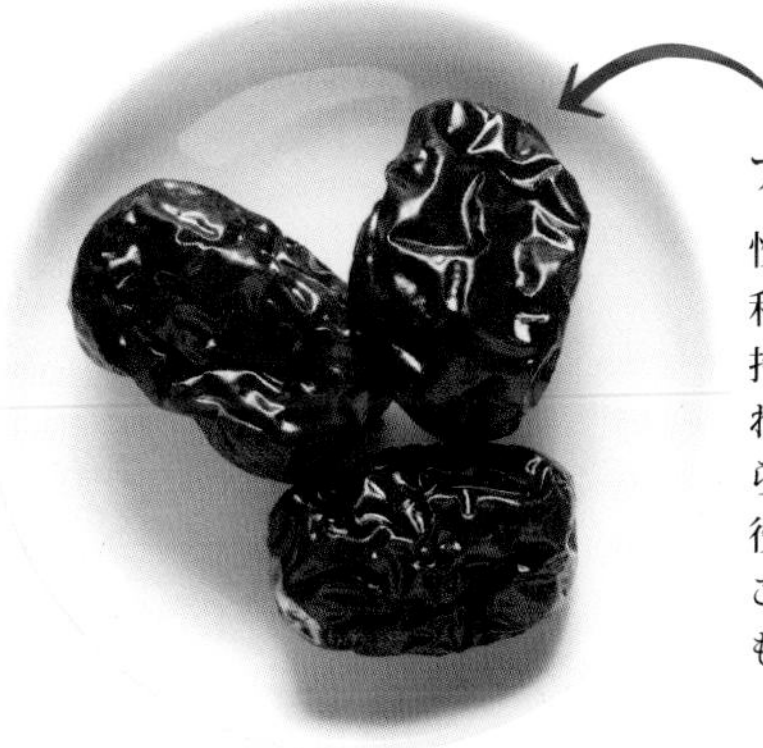

ナツメ／大棗《タイソウ》

性味：甘／温　帰経：脾 心

利尿・強壮・鎮痛・鎮静といった薬効を持つナツメ。さまざまな漢方薬に配合されるナツメは、他の生薬の辛みや苦み、さらには強すぎる効き目をマイルドにする役割を果たします。生姜と一緒に用いることで、食欲が増し消化がよくなる効果も。更年期障害にも効きます。

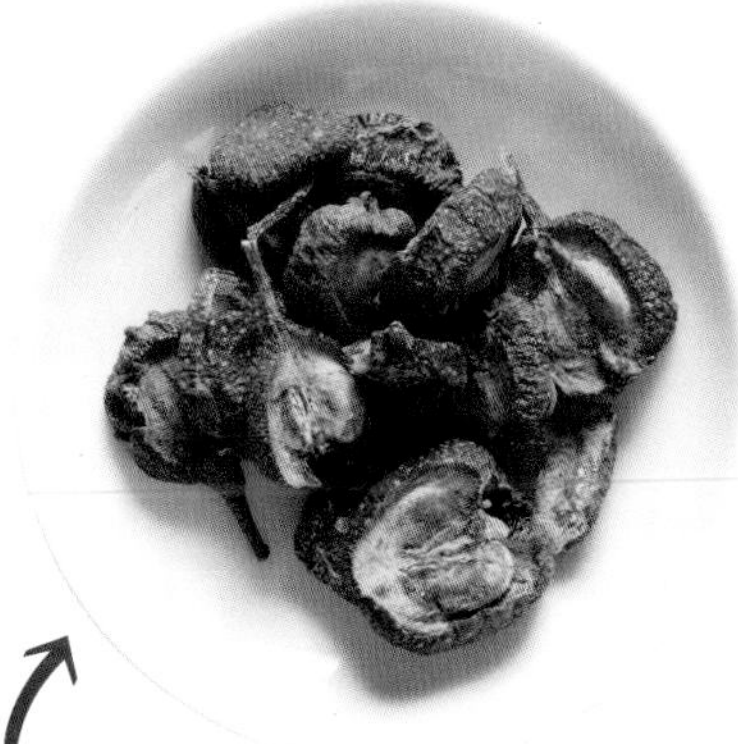

サンザシ／山楂子《サンザシ》

性味：酸 甘／温　帰経：脾 肝

甘酸っぱく調味料として用いられることも多い生薬。カテキン、ケルセチン、アントシアニンなどポリフェノールを多く含むアンチエイジング食材です。すぐれた消化吸収作用を持ち、漢方では胃腸薬としても使われています。また代謝力アップのミネラルも豊富です。

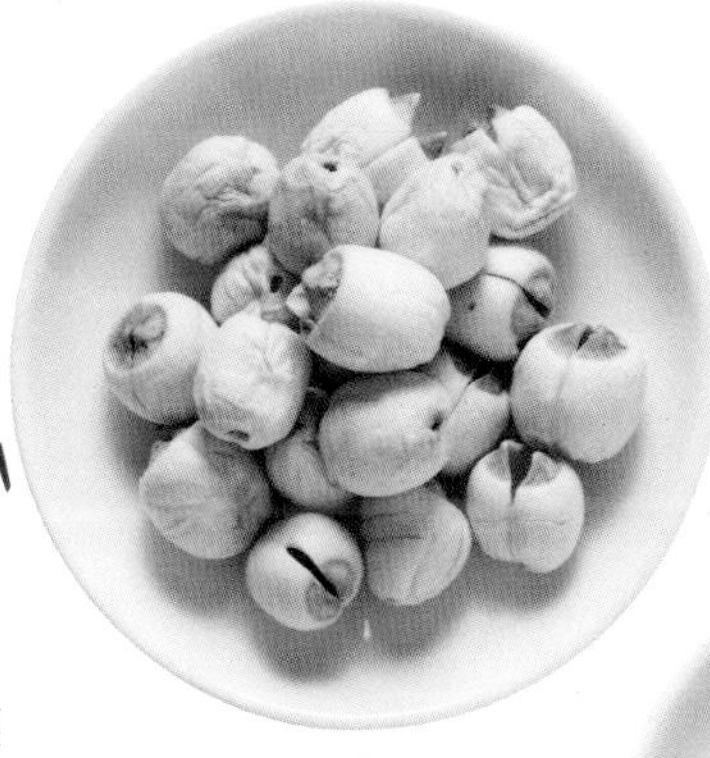

はすの実

性味：甘 渋／平　帰経：脾 腎 心

皇帝への献上品とされるほど珍重された健康食品。精進料理に欠かせない食材で、疲労回復、滋養強壮、イライラや不安による不眠を解消する鎮静作用のほか、脂肪分解作用もあり、血中脂肪を下げる効果も。下痢止めの効能もあるので、便秘気味の人は控えたほうがいいでしょう。

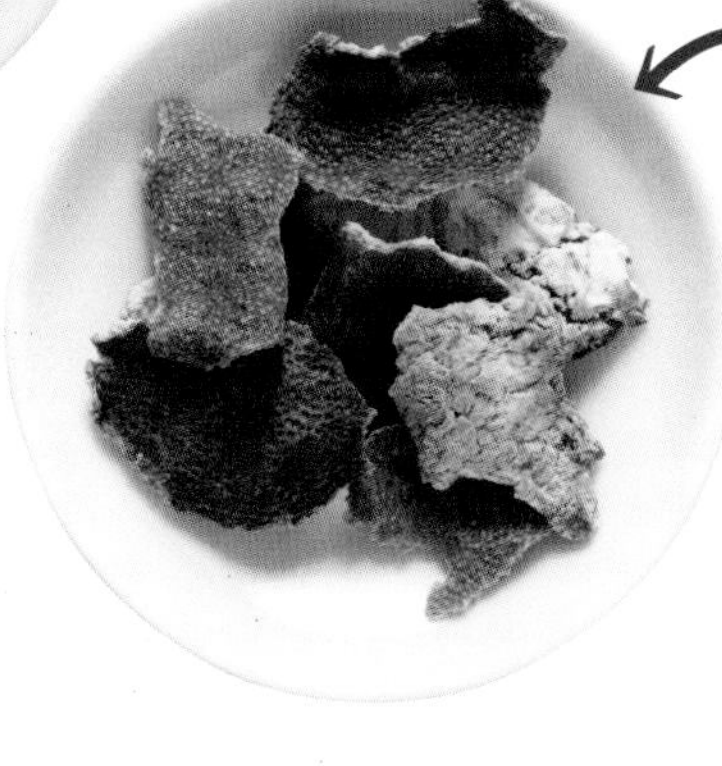

みかんの皮／陳皮《チンピ》

性味：辛 苦／温　帰経：肺 脾

みかんの外皮を1年かけて陰干しして乾燥させたもの。料理に加えるとふんわり柑橘系の香りで食欲をそそり、健胃整腸作用で食欲不振を解消してくれます。脂肪分解、脂質代謝アップなどダイエット効果も高く、肥満対策に湯を注ぎ蒸らして飲んでもよし。

こんなにあった！身近な薬膳素材

生薬と聞くと敷居が高く感じがちですが
何気なく食べている食材の中には
漢方生薬がたくさんあるのです！
知らないうちに口にしている身近な生薬を
薬膳素材として紹介します。

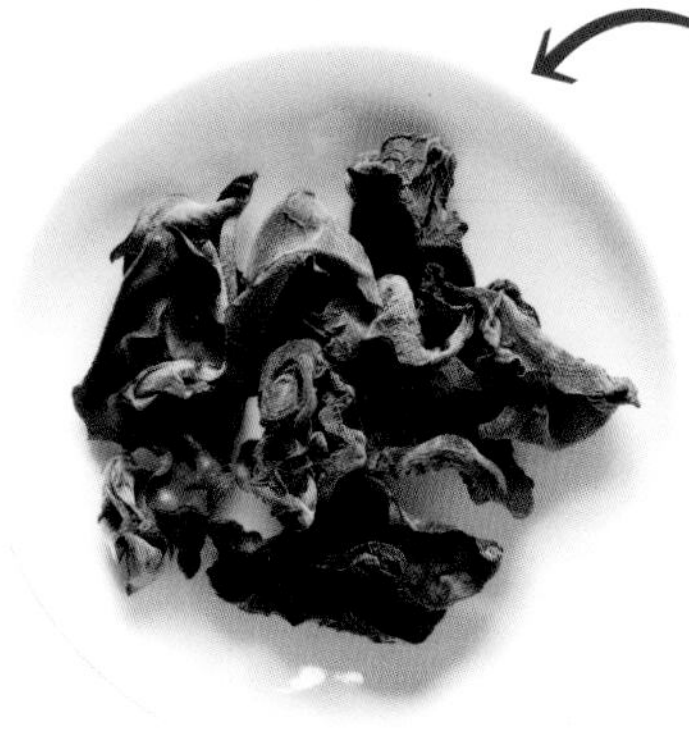

黒きくらげ

性味：甘／平　帰経：脾肝肺腎

食物繊維が豊富に含まれるきのこ類の中でも、きくらげはずば抜けています。またミネラルも多く、鉄分、カルシウムもきのこ類では群を抜いて多い食材です。コリコリした食感のもとは、血液浄化作用のあるにかわ質。高血圧や動脈硬化に効果があります。

コリアンダー

性味：辛／温　帰経：肺

葉はシャンツァイ、パクチーとも呼ばれ、エスニック料理に不可欠な食材。葉は料理の付け合わせやアクセントとして、種はスパイスとして、茎や根は煮込み料理の香りづけに、と捨てるところがありません。デトックス効果で注目されていますが、呼吸器系や消化器系の器官の調子を整える効果も高いハーブです。

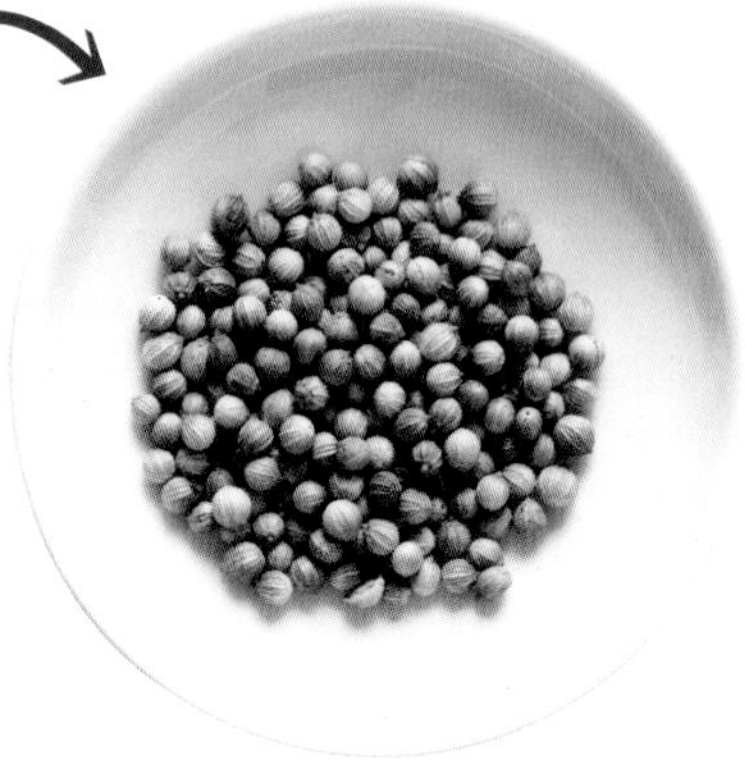

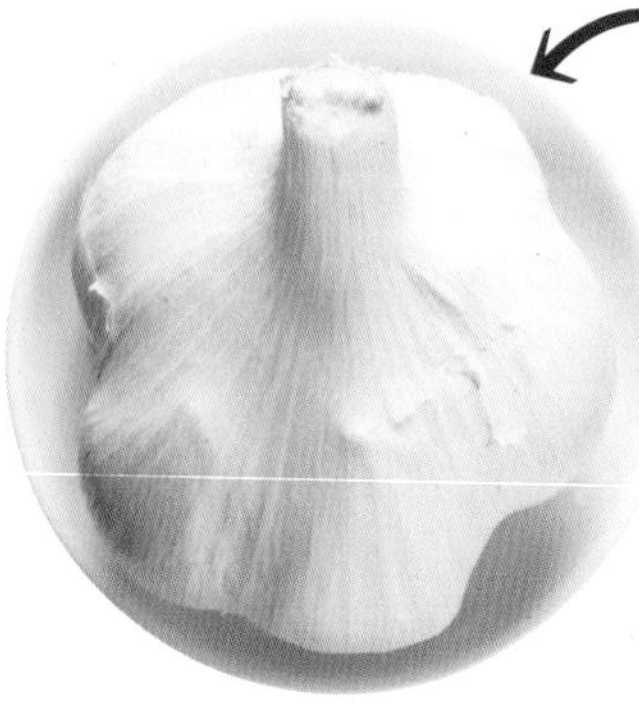

にんにく

性味：辛／温　帰経：脾肺

食欲をそそる香りのもとはアリシン。疲労回復、殺菌作用により食中毒の予防に効果ありの成分です。にんにくの滋養強壮の源・スコリナジンという成分は、血行を促進し新陳代謝を高め、疲労、冷え、不眠に効果を発揮します。血行を促し解毒作用のある食材、それがにんにくです。

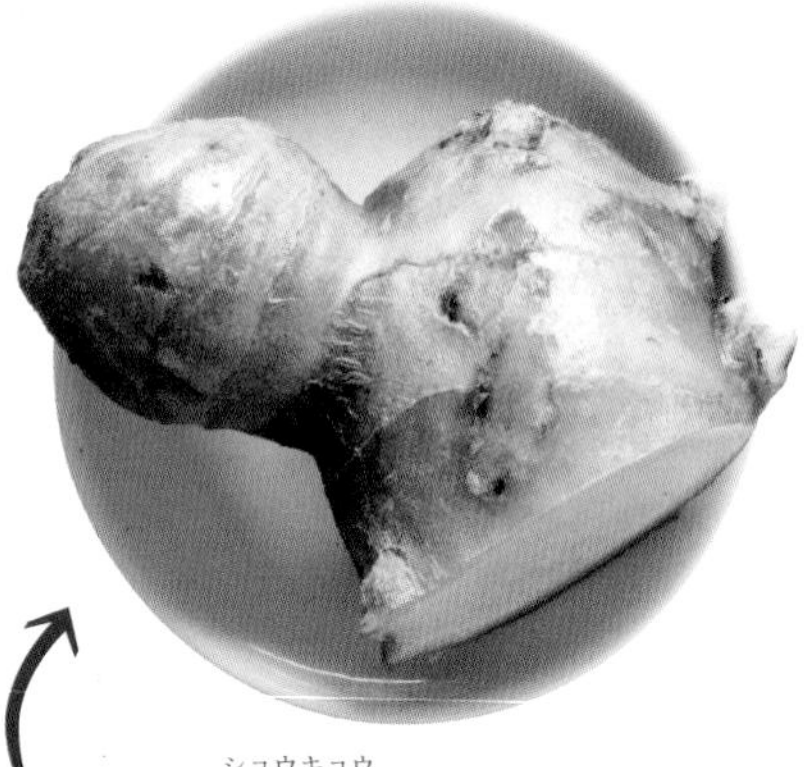

生姜／生姜《ショウキョウ》

性味：辛／温　帰経：肺脾

発汗、利尿、保温と新陳代謝の活性にすぐれた薬効を発揮する生姜は、せきや吐き気を抑える風邪薬として古くから民間療法に取り入れられてきました。消化を助け食欲を増進させるほか、殺菌作用もあり、体力・免疫力を高め、万病に効果ありのスーパー食材です。

唐辛子

性味：辛／熱　帰経：心脾

唐辛子に含まれる辛み成分・カプサイシンには、発汗作用、脂肪分解を促す働きのほか、強い血行促進作用もあり、肩こりや冷え性に効き目があります。また強い抗酸化作用もあり、活性酸素の発生を抑え老化を予防します。また胃腸を殺菌し、食欲を増進する効果もあります。

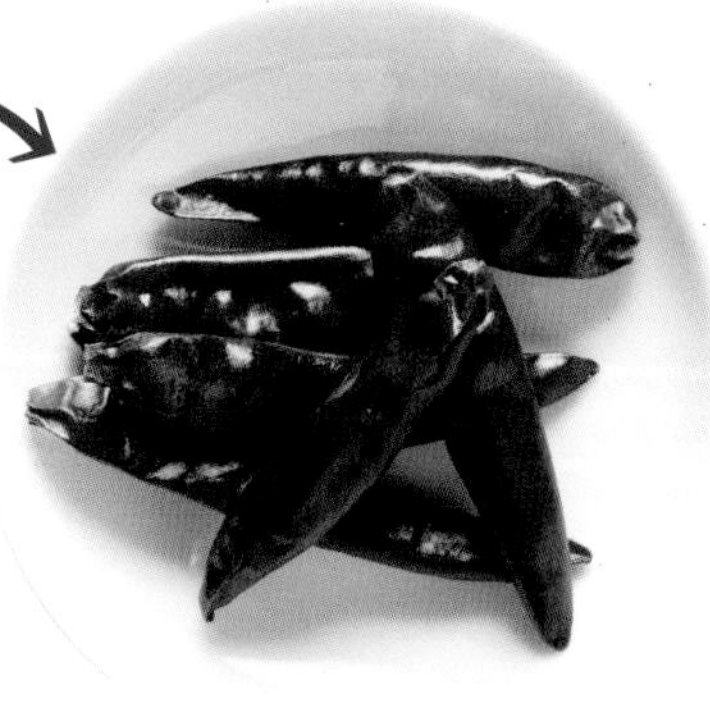

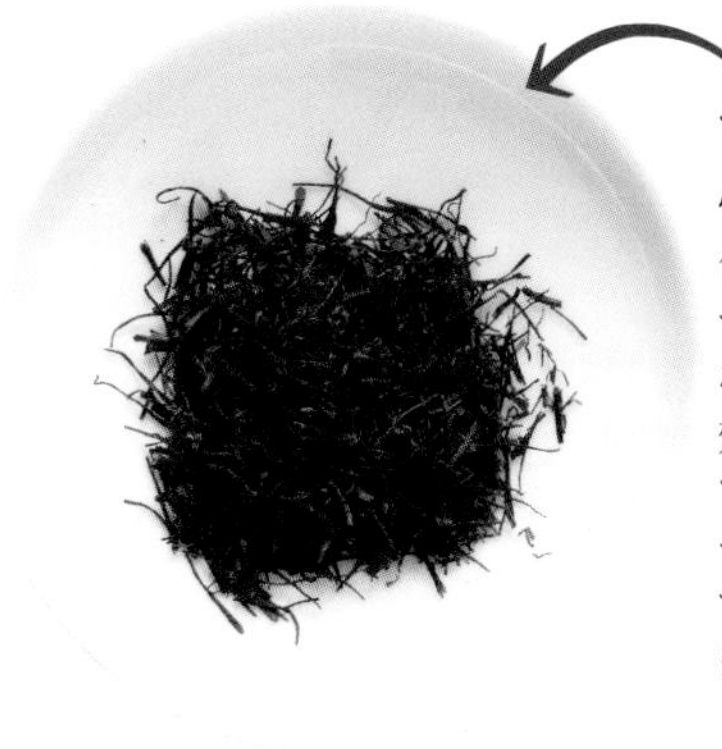

サフラン

性味：甘／平　帰経：心肝

色づけ食材として用いられる機会が多いサフランは、甘い香りもまた魅力的。血行を改善して生理痛など女性特有の悩みに効果を発揮。また鎮静作用も高く、仕事で極度の緊張を強いられた夜にハーブティーとして飲めば、高ぶった気持ちがすーっと落ち着き安眠できます。

※妊婦には禁忌

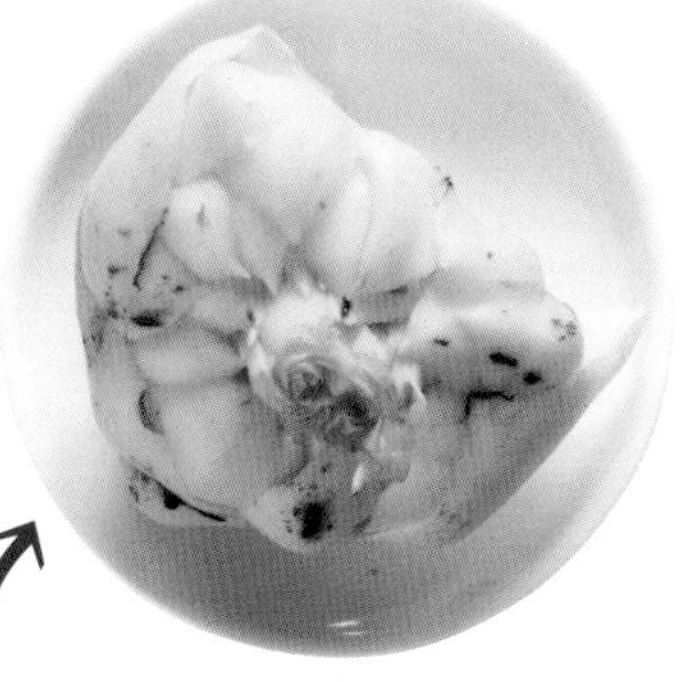

ゆり根／百合《ビャクゴウ》

性味：甘／微寒　帰経：心肺

ほのかな甘みがあり、イモのようなほくほくした食感で、一度食べたら病みつきになる人も多いですが、神経症や精神不安など気を静める効果があり、古くから中国では鎮静剤として煎じて飲まれてきました。また食物繊維が豊富で便秘を改善し、コレステロールを抑えます。

くるみ

性味：甘／温　帰経：肺腎

リノール酸やたんぱく質、ビタミン、ミネラルを豊富に含み、滋養食として知られるくるみ。便秘解消や腎機能を高め下半身の衰えを解消するほか、髪と肌にツヤとハリを与える美容食として、西欧貴族のご婦人や西大后も好んで食べた、といわれています。

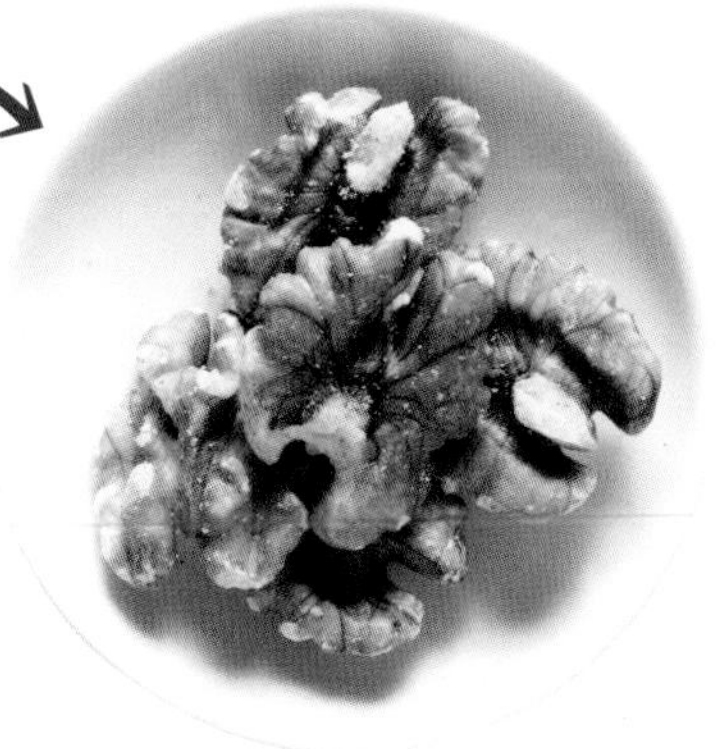

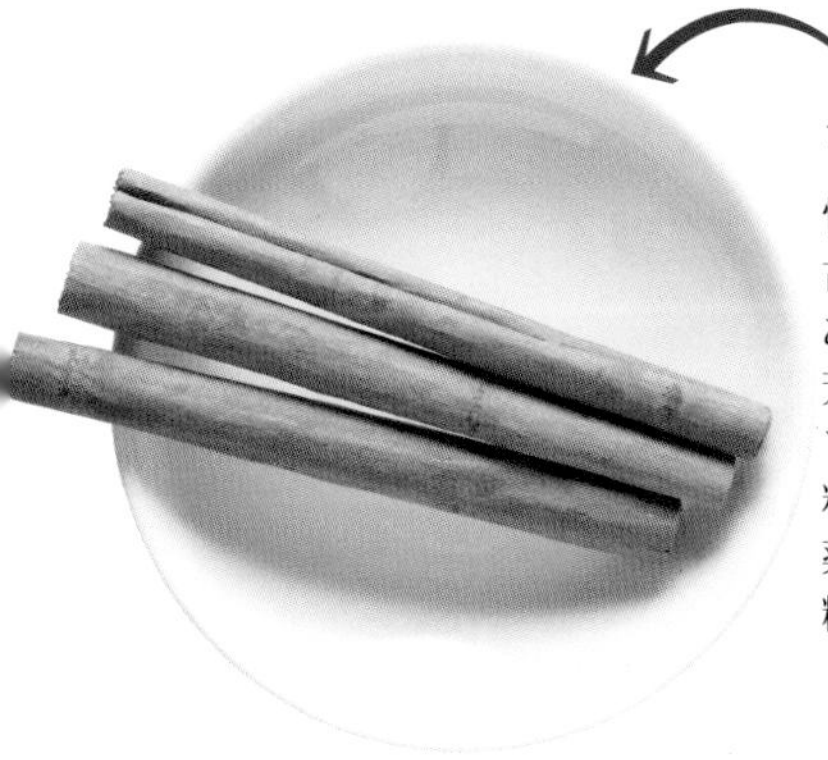

シナモン／桂皮《ケイヒ》

性味：辛甘／熱　帰経：肝腎心脾

古代から親しまれ、旧約聖書にも記述があるシナモン。アロマオイルにも使われる芳香が特徴で、お菓子の香りづけに、またソースのスパイスとして欠かせない香辛料です。胃腸薬や強壮剤に配合される生薬でもあり、食欲不振や冷えを解消。血糖値を抑える作用でも注目されています。

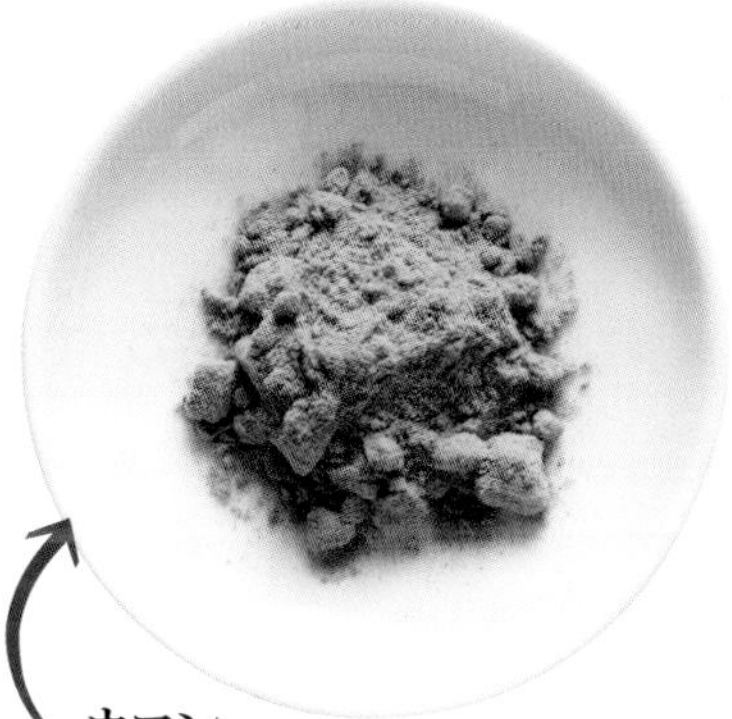

ウコン

性味：辛苦／涼　帰経：心肝

二日酔い防止の生薬としてよく知られるウコン。鮮やかな黄色い色素・クルクミンには、肝機能を強化し、強力な抗酸化作用で老化を防ぐ働きがあります。血管に弾力を与え強くしたり、腸内で消化吸収を促し悪玉菌の繁殖を抑えたり、生活習慣病予防にも効きます。

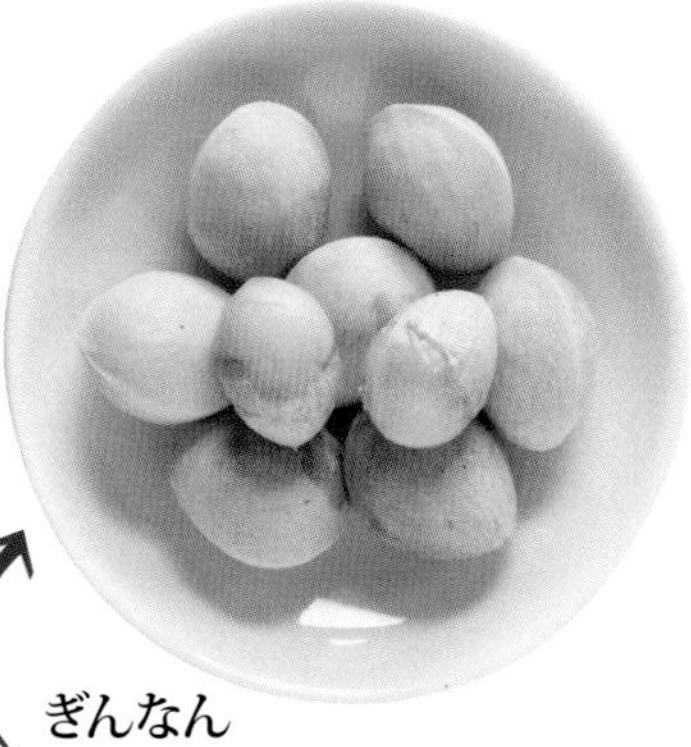

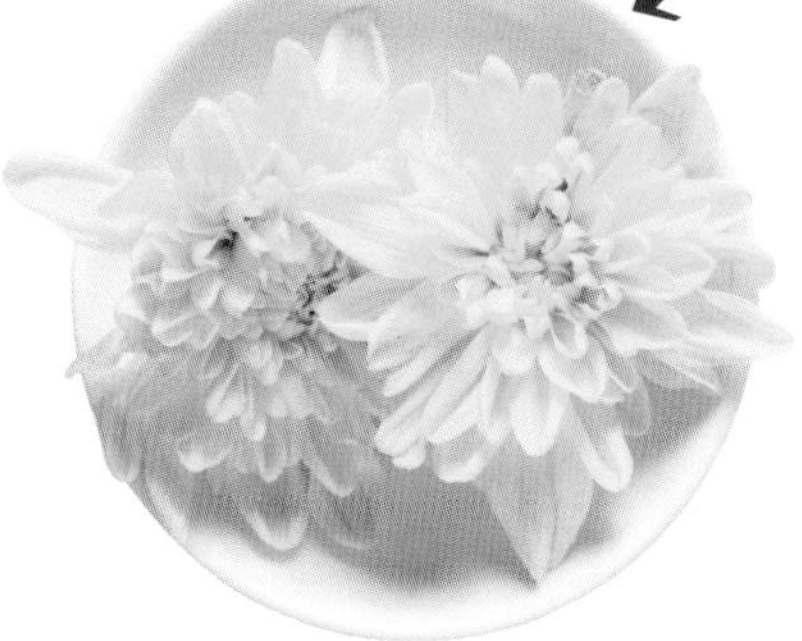

菊の花／菊花《キッカ》

性味：甘 苦 辛／涼　帰経：肺 肝

彩り野菜として添え物に使われることが多い菊の花。漢方では熱をさます生薬として利用されています。菊の花のハーブティーは、眼精疲労や目の充血、高血圧に伴う頭痛などに効果があるとされています。

ぎんなん

性味：甘 苦 渋／平　帰経：肺 腎

ひすい色のきれいな種子は、ビタミンや鉄分、カリウムを含む滋養強壮&強精食材。頻尿やぜんそくにも素晴らしい薬効を発揮します。大量に食べたり生食すると中毒を起こすこともあるので、食べ過ぎないこと。特に子どもは注意しましょう。

はと麦／薏苡仁《ヨクイニン》

性味：甘／涼　帰経：脾 肺

ヨクイニンははと麦の外皮を除いた実の部分を指します。すぐれた利尿作用がむくみを解消するほか、イボとりの特効薬としても知られています。食べてもはと麦茶を飲んでも効果は同じ。膿を出す作用もあるので、ニキビ・吹き出物対策にもどうぞ。

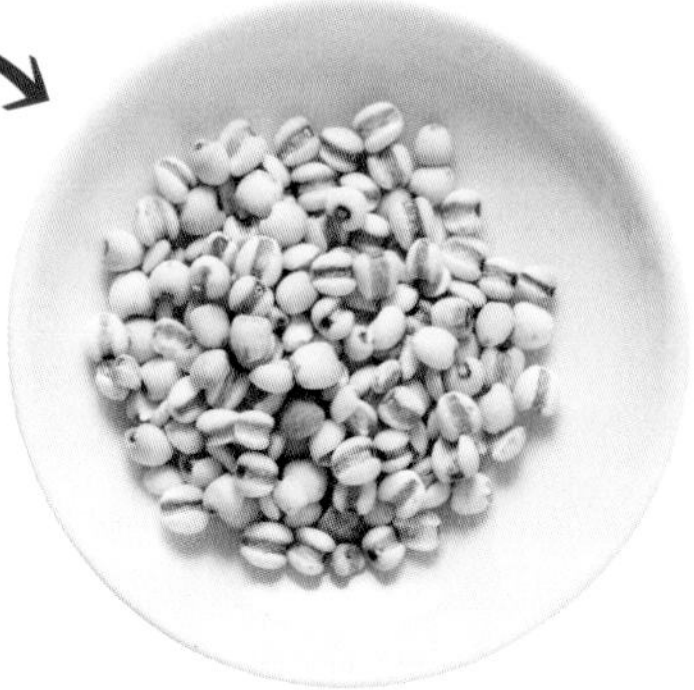

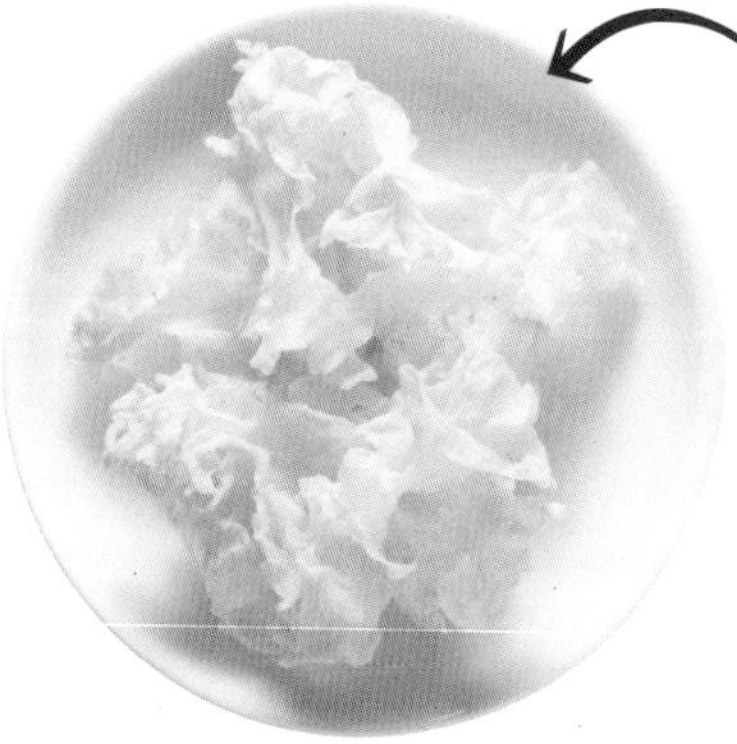

白きくらげ

性味：甘／平　帰経：肺 脾 腎

ビタミンB_2や食物繊維がたっぷりなヘルシー食材。美肌やアンチエイジングにも効果的、しかも豊富な鉄分が貧血や生理不順を解消するとあって、女性ならぜひ常食したい食材ではないでしょうか。体に潤いをもたらし、乾燥肌や空ぜきにも効果ありです。

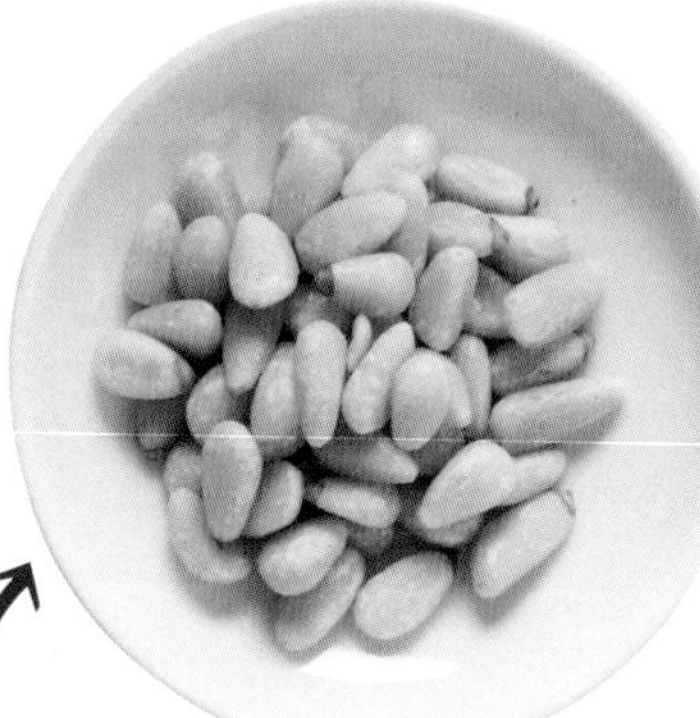

松の実

性味：甘／温　帰経：肝 肺

不飽和脂肪酸を多く含む抗コレステロール食材。ビタミンB群、Eなど美肌効果のもとも豊富です。またタンパク質やミネラルも多く、滋養強壮、アンチエイジング効果が高いことから、不老長寿の食材として珍重されてきました。サラダやパスタ、お菓子などでなじみの深い食材です。

そのほか身近な薬膳素材一覧

生薬名	効能	ひと口メモ
胡椒（コショウ）	健胃、温胃散寒	刺激性健胃剤。効き目は強い。
胡麻（ゴマ）	潤燥滑腸、滋養肝腎、滋養作用、通便作用	滋養強壮剤として、便秘解消薬として。血圧も整える。
山薬（サンヤク）	滋養強壮、強精、止瀉、鎮咳、止渇	山いも。軽度の糖尿病にも効く。
紫蘇子（シソシ）	解熱、鎮咳、健胃、利尿剤	シソの実。便秘にも効くので下痢の時は控えること。
紫蘇葉（シソヨウ）	発汗、解熱、鎮咳、鎮痛、鎮静、解毒、利尿、健胃作用	シソの葉、大葉。吐き気を伴う風邪に効果的。
独活（ドッカツ）	発汗、鎮静、鎮痙、鎮痛、消炎	うどの根。血管を拡張し血圧を降下させ、呼吸を強める。夏場、高熱が出た際は食さない。
肉豆蔻（ニクズク）	収斂、止瀉、健胃、整腸	ナツメグ。食欲不振、お腹の張りに効く。
薄荷（ハッカ）	健胃、駆風、解熱、発汗、止痒、抗菌	ミント。風邪による頭痛、目の充血、のどの腫れに。
木瓜（モッカ）	強壮、鎮痙、鎮咳、抗利尿	かりん。冷えによる下痢・腹痛、あるいは関節痛などに。
艾葉（ガイヨウ）	消炎、収斂、止血、止瀉、温経薬	よもぎ。生理の不正出血や流産防止に。

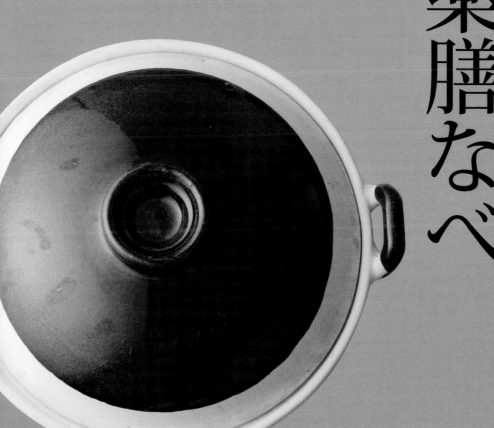

スペシャル薬膳なべ

おいしくって、いかにも体によさそうで、食べた次の日の体調のよさに驚いた人も多いはず。

この章では、そんな生薬たっぷりの「薬膳なべ」を、どこまで家庭でかんたんに作れるかにチャレンジ！

そして、オールマイティに使えるスタンダードな薬膳スープ３種と日頃よく感じるプチ不調改善に役立つ具材もセットにした、その名も「スペシャル薬膳なべ」を生み出しました。

さぁ、体が喜ぶ「薬膳なべ」、今日から習慣にしてみませんか？

ベーシックスープ1

味噌味

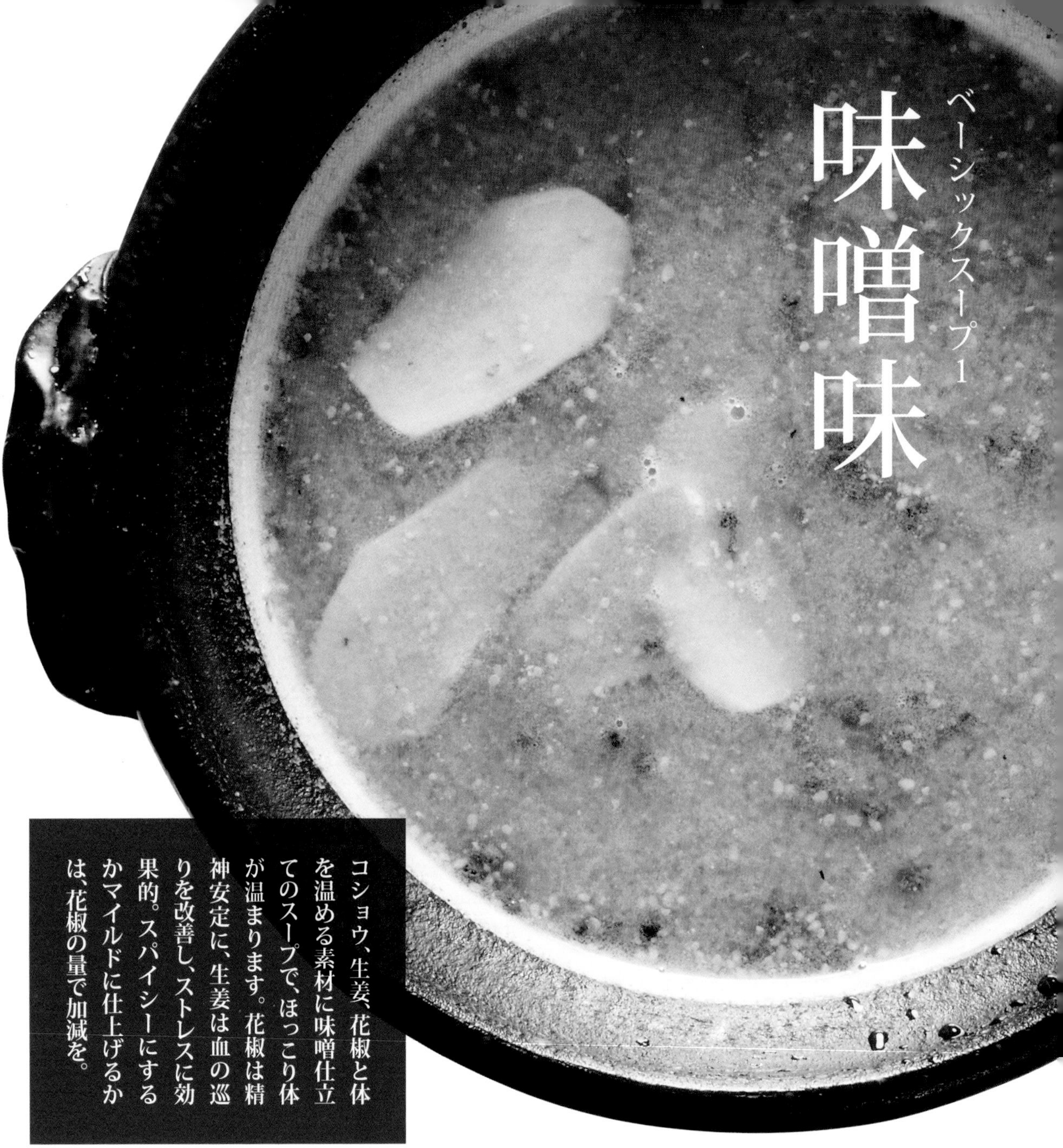

コショウ、生姜、花椒と体を温める素材に味噌仕立てのスープで、ほっこり体が温まります。花椒は精神安定に、生姜は血の巡りを改善し、ストレスに効果的。スパイシーにするかマイルドに仕上げるかは、花椒の量で加減を。

Step 1

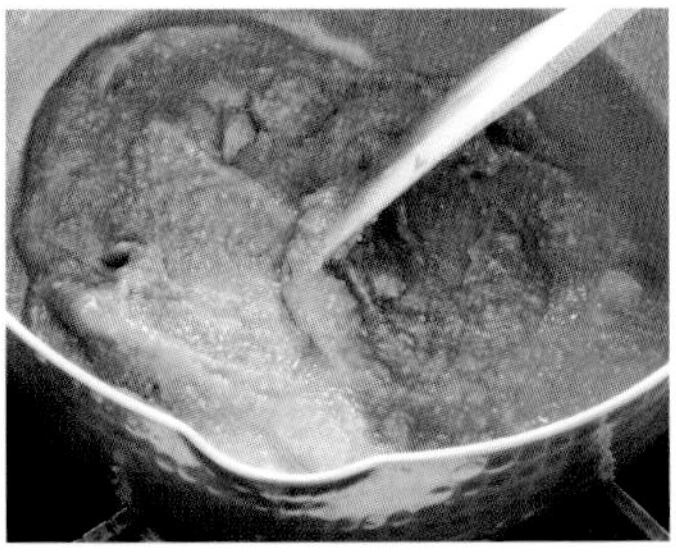

味噌と酒、みりんを練り合わせる。焦がさないように火加減に注意。

Step 2

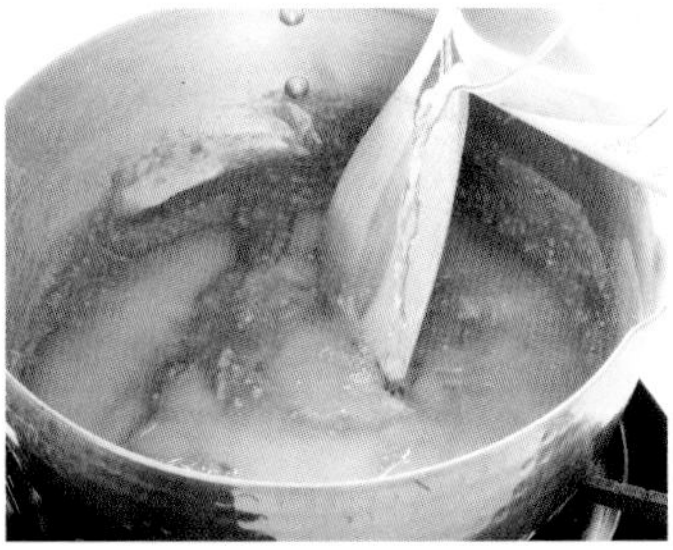

だし汁を加える。練り味噌はヘラで混ぜてよく溶きのばす。

Step 3

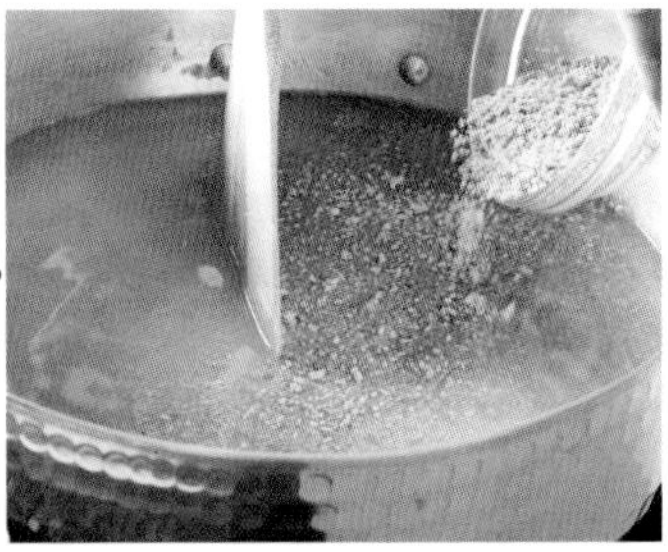

まろやかさの決め手、すりごまを加える。

材料（4人分）
味噌――大さじ6
酒――大さじ3
みりん――大さじ3
だし汁――6カップ
すりごま――大さじ3
花椒――小さじ1
黒コショウ（細挽き）――少々
生姜（薄切り）――1かけ分

作り方

1. 鍋に味噌、酒、みりんを入れて混ぜ合わせる。
2. 鍋を弱火にかけてしっかり練り合わせる（Step1）。とろみがついたら、だし汁を加え、強火で煮立たせる（Step2）。
3. すりごま、花椒、コショウ、薄切り生姜を加え、ひと煮立ちさせる（Step3～6）。

薬膳素材はこれ！

生姜
全身の細胞の代謝を高めるスーパー食材。発汗利尿作用にすぐれ、体を温める効果も高い。

すりごま
不老長寿の妙薬と言われ、精力減退や白髪対策にも使われる。貧血、ガン予防にも効果あり。

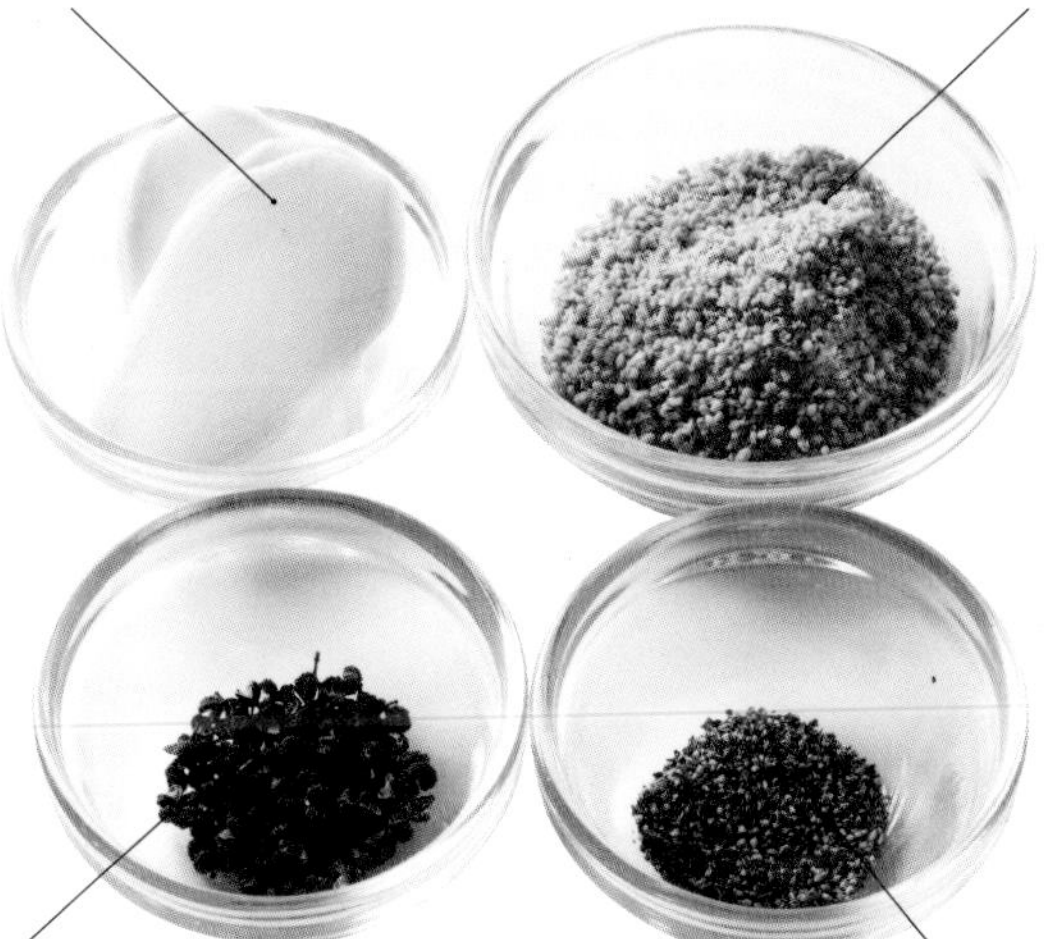

花椒
麻婆豆腐の「麻」は花椒の痺れる刺激を意味する。お腹の冷えや吐き気、下痢、むくみに。

コショウ
冷えによる腹痛をやわらげる。健胃・消化促進にもすぐれている。

Step 4

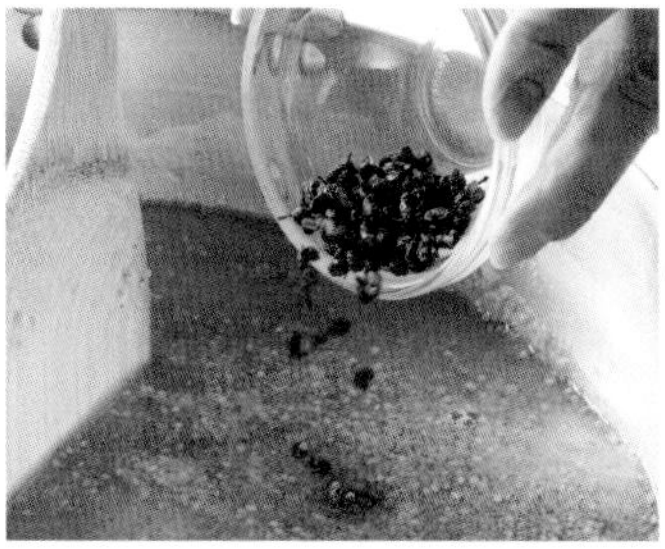

花椒を入れる。熱が加わるとふわっと花椒の香りが広がります。

Step 5

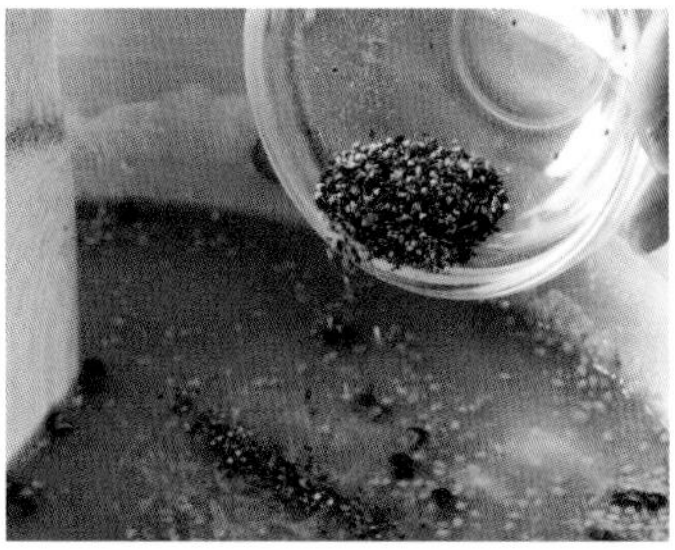

コショウを入れる。粉末に近い細挽きのものが最適。

Step 6

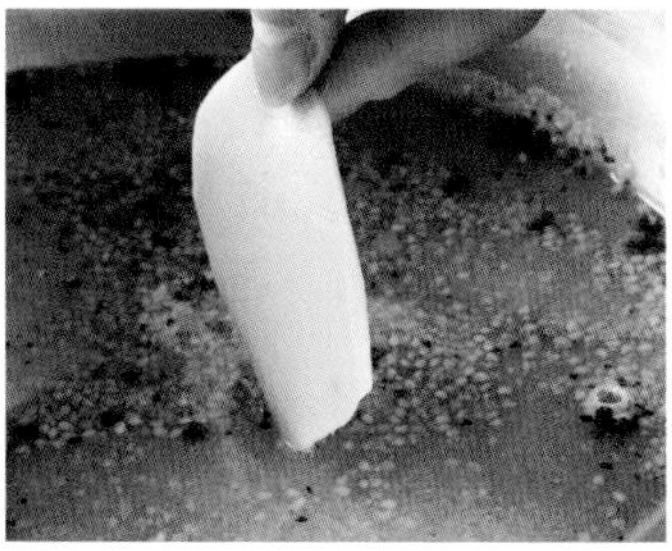

生姜を加え、ひと煮立ちさせる。豚肉や青魚を具材にしても臭みが気になりません。

ベーシックスープ2
塩味

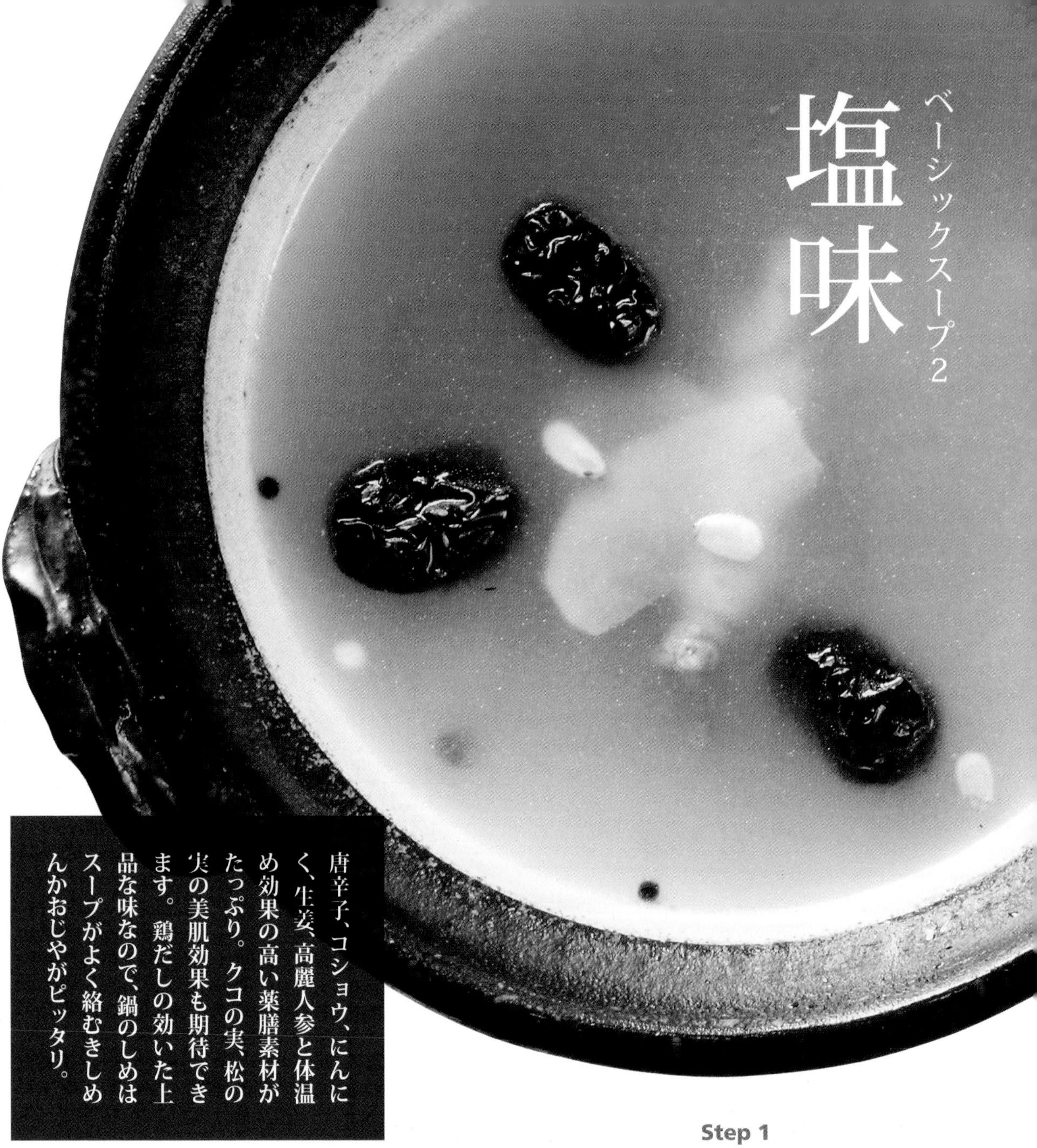

唐辛子、コショウ、にんにく、生姜、高麗人参と体温め効果の高い薬膳素材がたっぷり。クコの実、松の実の美肌効果も期待できます。鶏だしの効いた上品な味なので、鍋のしめはスープがよく絡むきしめんかおじやがピッタリ。

Step 1

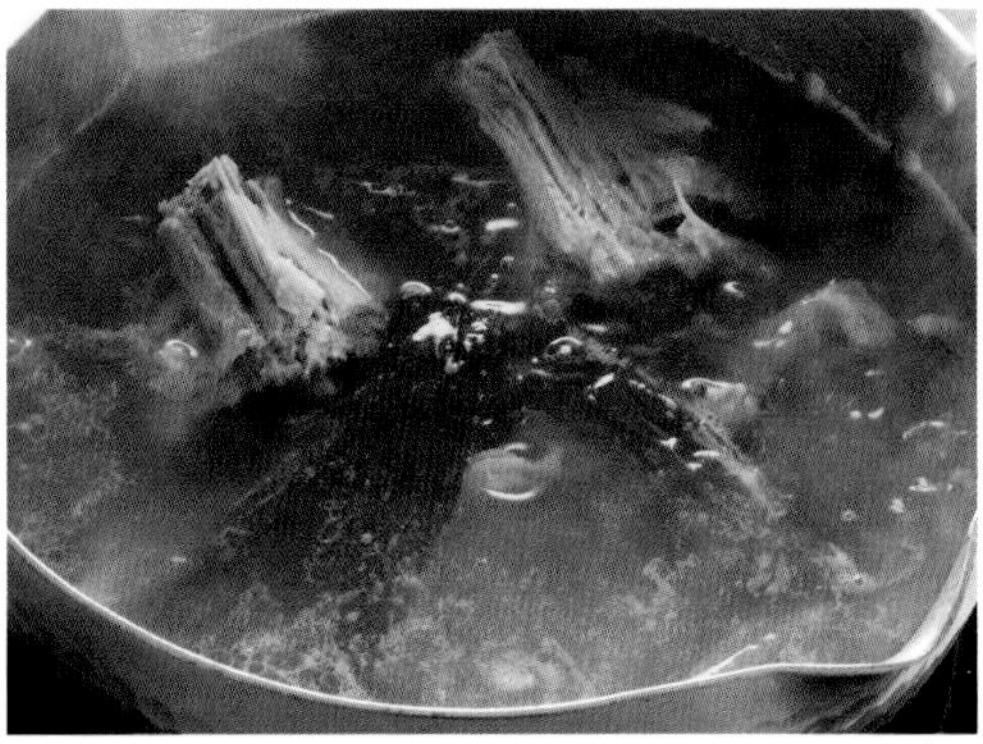

弱火でコトコト煮込む。作り方1で、鶏がらを沸騰した熱湯に入れて下処理しないと、アクが出るので注意すること。

Step 2

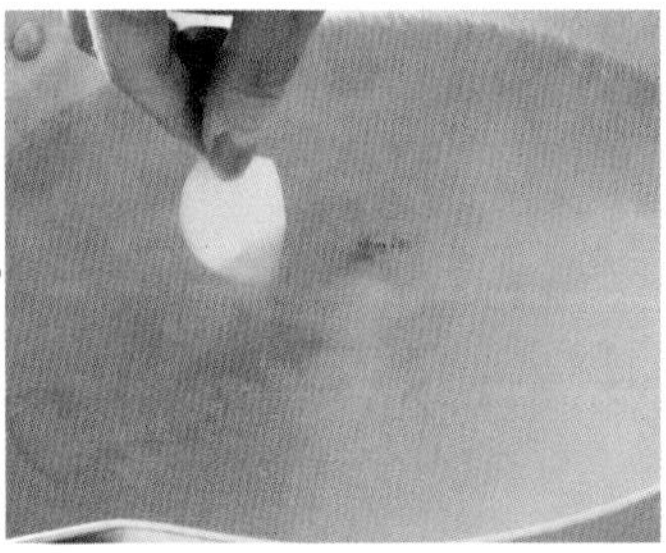

6カップ分のスープになるよう水を加え、鍋に戻して加熱。にんにくの香りが食欲をそそる。

薬膳素材はこれ！

唐辛子
健胃薬や冷えの特効薬としても、積極的に活用したいスパイス。

高麗人参
血行改善に加え虚弱体質の改善や肉体疲労の回復、食欲不振、胃腸障害の改善にも効果がある。

コショウ
少量でも食欲増進効果が高い。水分不足で体がほてっている人は危険なので控えめに。

ナツメ
にんにく、コショウなど強力な薬効をやわらげる。まったりした食感が苦手なら細かく刻んで。

生姜
生姜に含まれるさまざまな薬効成分は皮の下に含まれるものも多い。よく水洗いして皮をむかずに。

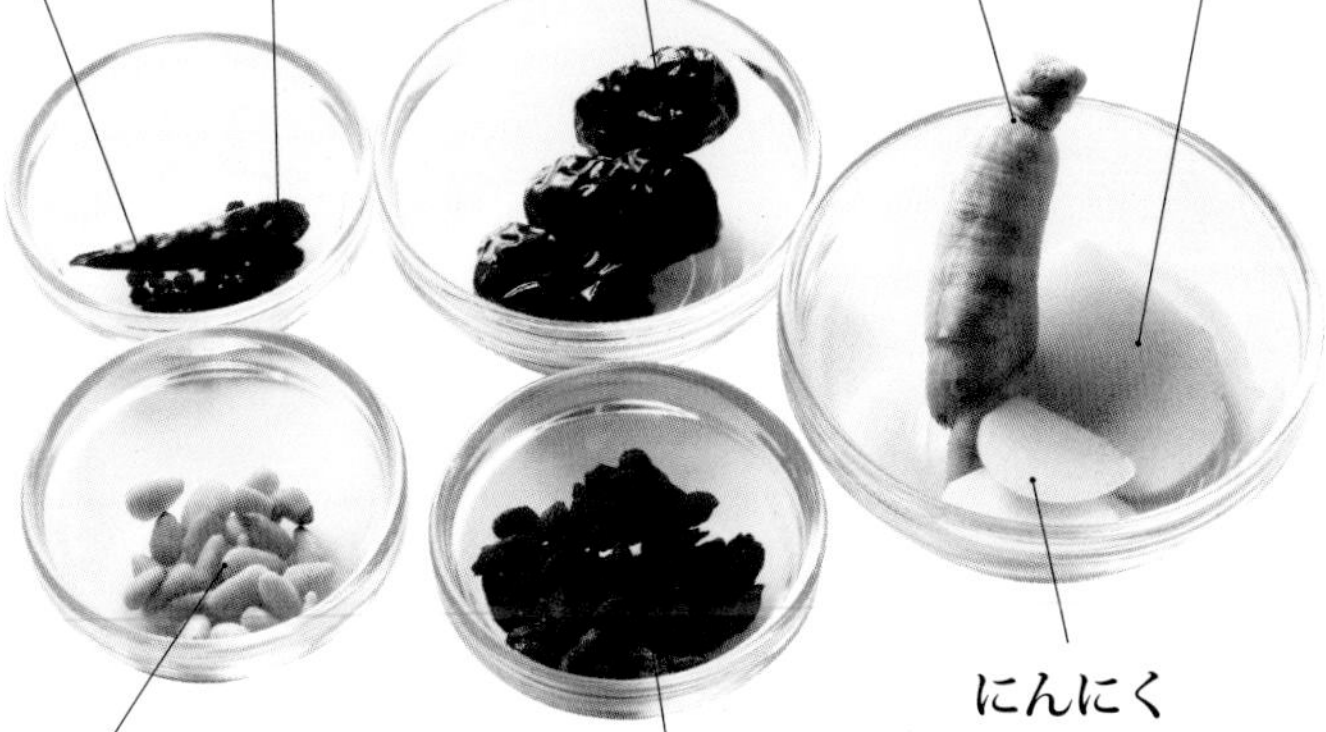

松の実
豊富に含まれるビタミンEは老化防止のアンチエイジング成分。美肌成分のビタミンB_2もたっぷり。

クコの実
ビタミンB_1、B_2、Cのほかに血管を強くするルチン、肝脂肪を抑えるベタインが豊富。

にんにく
血中コレステロールを下げる作用があり、動脈硬化や高血圧の予防に食べたい食材。

材料（4人分）

鶏がら――2羽分

A
- **生姜**（薄切り）――½かけ分
- ねぎ（青い部分）――10cm
- 水――8カップ

水――適量
にんにく（薄切り）――1かけ
生姜（薄切り）――1かけ
高麗人参
（ひと晩水につけたもの）――1本
ナツメ――3個
松の実――小さじ2
クコの実――大さじ1
酒――¼カップ
塩――小さじ2
唐辛子――1本
黒コショウ（粒）――小さじ½

作り方

1. 鶏がらは内臓を取り除いて洗い4つに切り、熱湯にくぐらせ表面が白くなったら取り出す。

2. 鍋に鶏がら、Aを入れ、沸騰後弱火で1時間くらい煮出し（Step1）、鶏がらを取り出す。

3. **2**に水を足して6カップ分のスープを作り、鍋に入れて火にかける。沸騰したら高麗人参、にんにく、薄切り生姜、ナツメ、松の実、クコの実を加え、5分ほど煮る（Step2、3）。

4. スープが沸いたら酒、塩で味をととのえて（Step4、5）ひと煮立ちさせ、唐辛子、コショウを加える。

Step 3

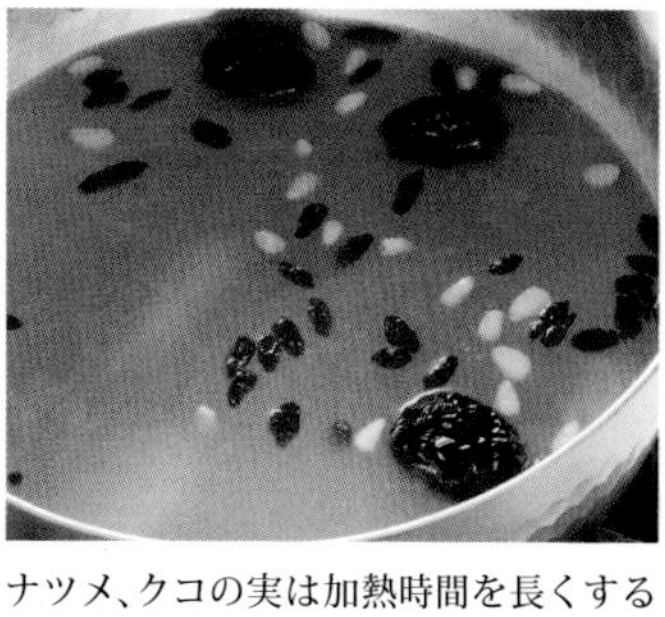

ナツメ、クコの実は加熱時間を長くすると甘みがしみ出す。

Step 4

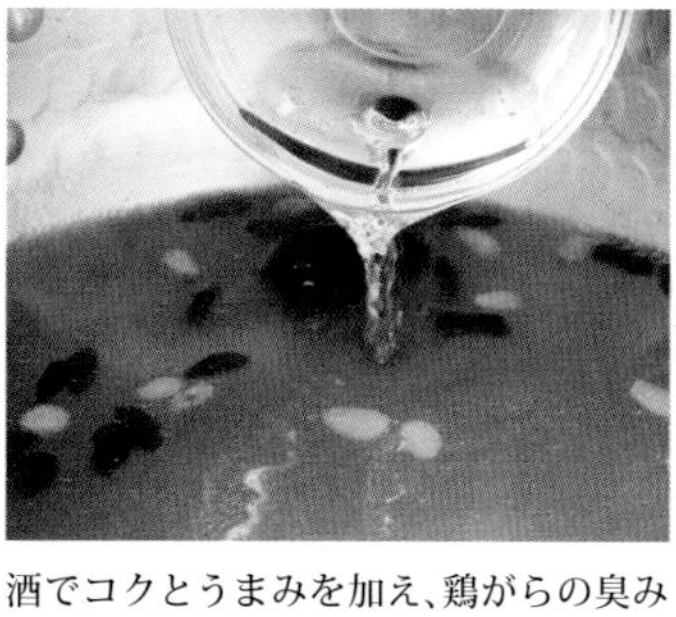

酒でコクとうまみを加え、鶏がらの臭みを抑える。

Step 5

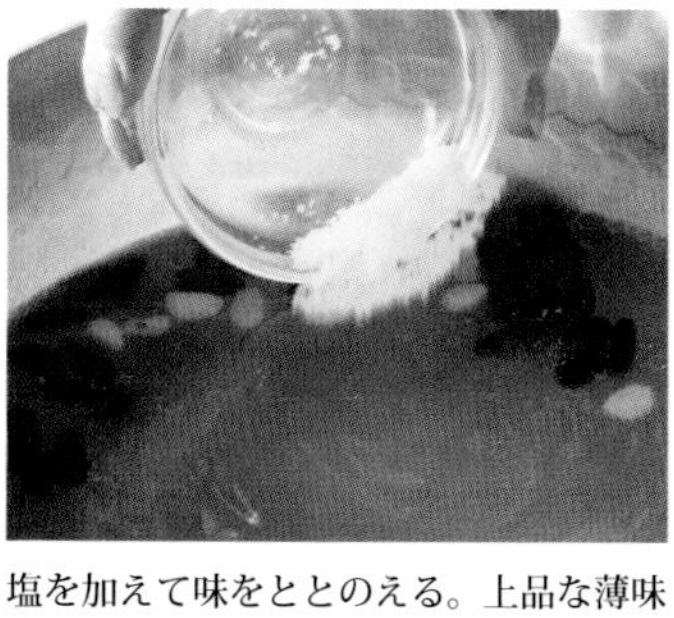

塩を加えて味をととのえる。上品な薄味仕立てなので塩加減はお好みで。

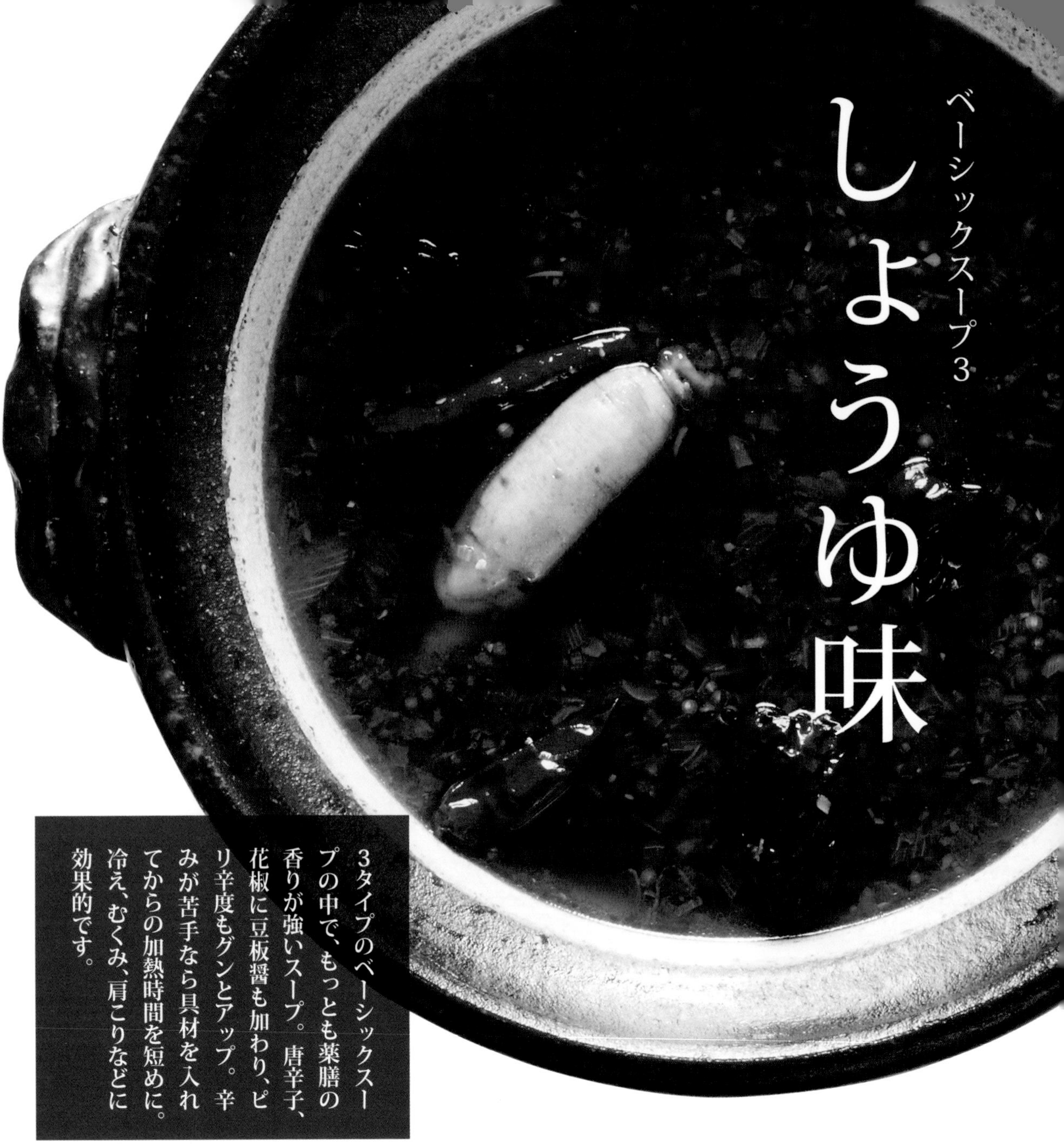

ベーシックスープ3

しょうゆ味

3タイプのベーシックスープの中で、もっとも薬膳の香りが強いスープ。唐辛子、花椒に豆板醤も加わり、ピリ辛度もグンとアップ。辛みが苦手なら具材を入れてからの加熱時間を短めに。冷え、むくみ、肩こりなどに効果的です。

Step 1

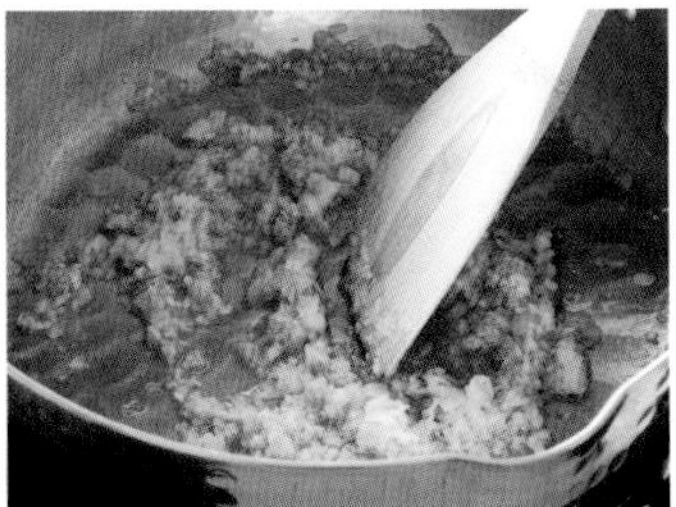

にんにく、生姜、ねぎを炒める。にんにく、ねぎの色が少し変わり始めたらStep2へ。

Step 2

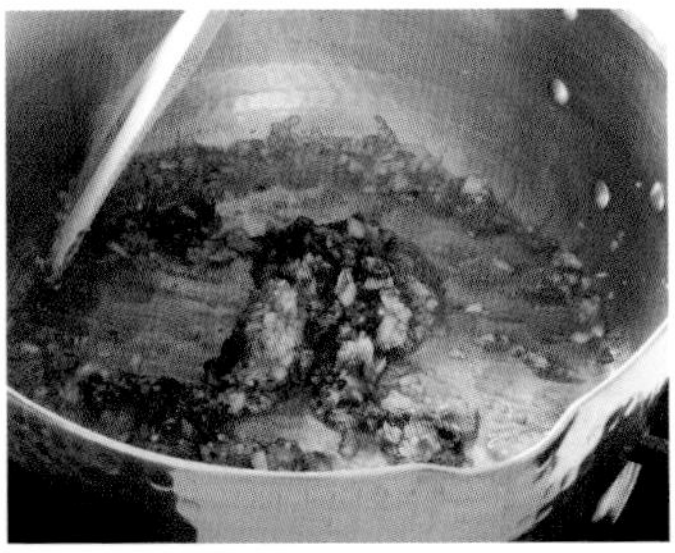

豆板醤を加える。鍋から上がる湯気が目に入ると痛いので注意して。

Step 3

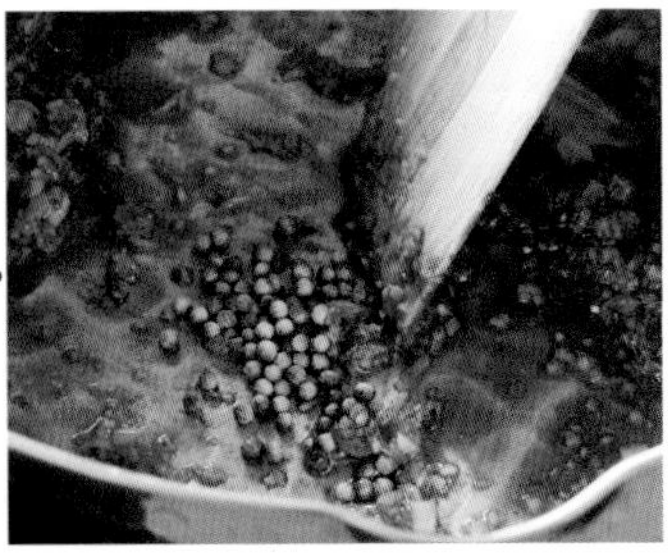

コリアンダーを加えたところ。ふんわりスパイスの香りがしてきたらStep4へ。

材料(4人分)

にんにく——1かけ
生姜——½かけ
ねぎ——⅓本
ごま油——大さじ2
豆板醤——小さじ2
コリアンダー——小さじ1
花椒——小さじ1
水——6カップ

A
- **八角**——1個
- **唐辛子**——2本
- **シナモン**——1本

ナツメ——3個
高麗人参
（ひと晩水につけたもの）——1本
中華スープのもと(粉末または顆粒)
——小さじ2
しょうゆ——大さじ5
オイスターソース——大さじ2
酒——大さじ3
酢——大さじ1

作り方

1. にんにく、生姜、ねぎをみじん切りにして、鍋にごま油を熱して中火で炒める(Step1)。
2. 香りが出たら豆板醤を加えて炒め合わせ(Step2)、豆板醤の香りがしてきたらコリアンダー、花椒を順に加え、さらに炒める(Step3、4)。
3. スパイスの香りが立ってきたら水、Aの順に加える。
4. 煮立ったらナツメ、高麗人参を加え、ひと煮立ちさせる。さらに、調味料を加えて煮立たせる(Step5)。

※高麗人参とナツメは煮てうまみが出る食材。鍋に水を入れてから入れること。

薬膳素材はこれ！

唐辛子
内臓脂肪を燃やすダイエット食材。脂肪分の多い食材と一緒に食べると、より効果を発揮する。

シナモン
体内の余分な水分を排泄し冷えを解消。また鎮静作用もあり、全身の気の巡りをよくする。

八角
きれいな八角形が特徴的。お腹を温めるので冷えによる腹痛や食欲不振にもおすすめ。

ナツメ
副作用の緩和に多くの漢方薬に用いられる。気力を補い胃腸にやさしい。

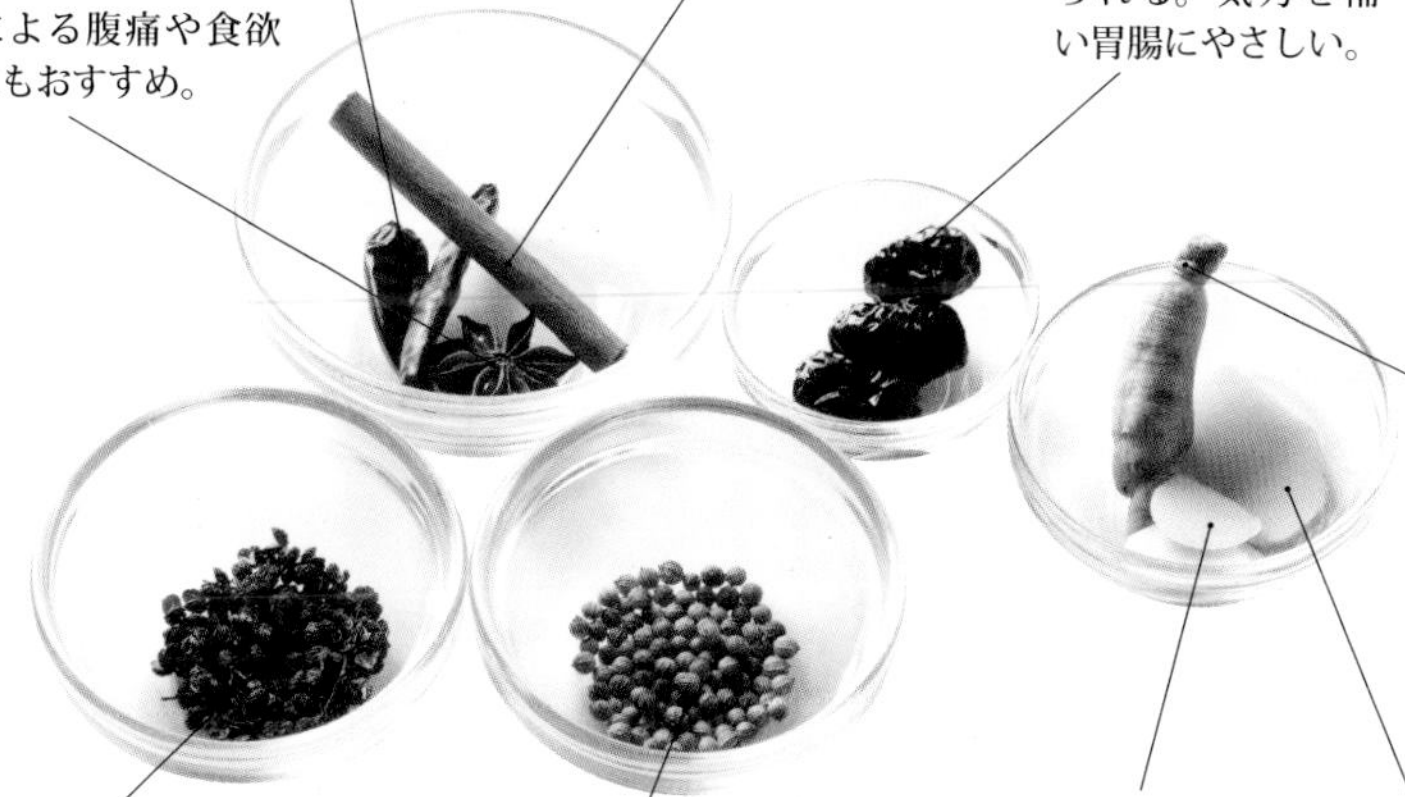

高麗人参
胃腸薬としても知られる高麗人参。ストレスで胃が痛むときなど痛みをやわらげ治す力も。

花椒
強力な鎮痛作用で痛み止めの薬膳にも使われる。スーパーでは粉末で売られていることが多い。

コリアンダー
魚や肉の毒を消すといわれ、古くから調理だけでなく医療でも用いられていた。

にんにく
匂いのもとのアリシンが血行を促進。腰痛、倦怠感、ストレスなどの解消にも役立つ。

生姜
400種もの薬効成分が含まれる万病に効く生薬。脂肪を燃焼させるダイエット効果もあり。

Step 4

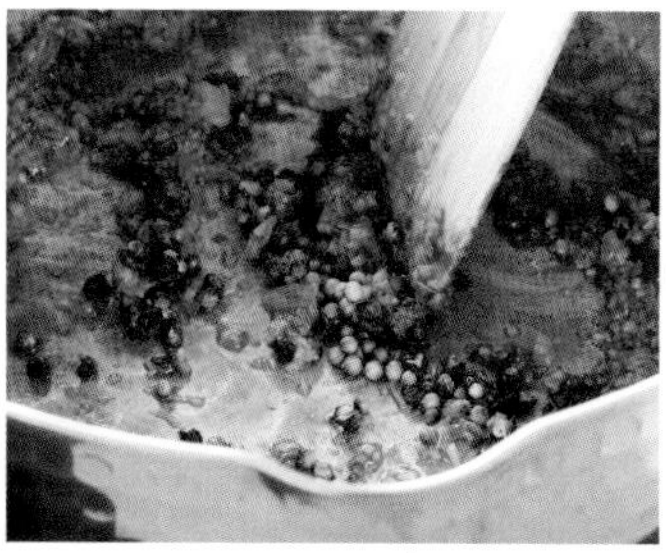

花椒を加えたら香りがするまでしっかり炒める。

Step 5

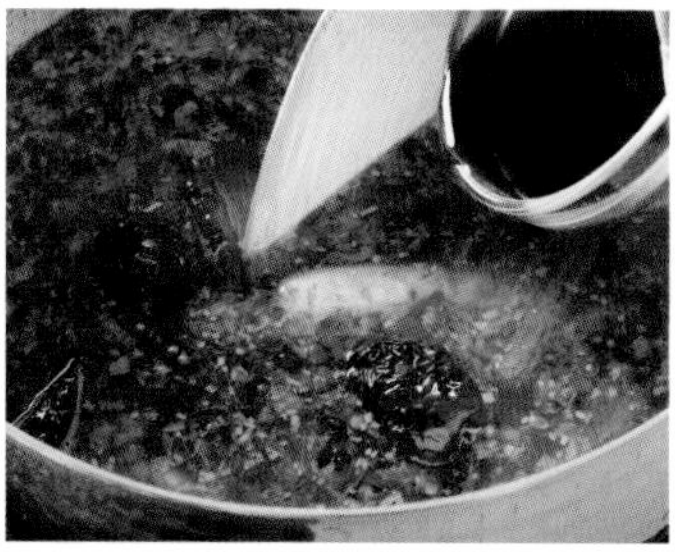

水、Aを加え煮立ったらナツメ、高麗人参を入れ、中華スープのもと、調味料を加えてしょうゆで味をととのえる。

チョイス！

どうせ食べるのなら、体にいいもの、
今の自分の体に必要な栄養素を含んだ食材を選びたいもの。
そこで、誰もが改善させたい悩み6つに応じた具材をご紹介。
とはいえ、おいしく食べられることが基本だから、
なべ向きの食材で、スープとの相性を考慮してセレクトしたものばかり。
具材一覧の赤字素材はP 6～10で紹介した薬膳素材です。

疲労回復セット

おすすめスープ しょうゆ

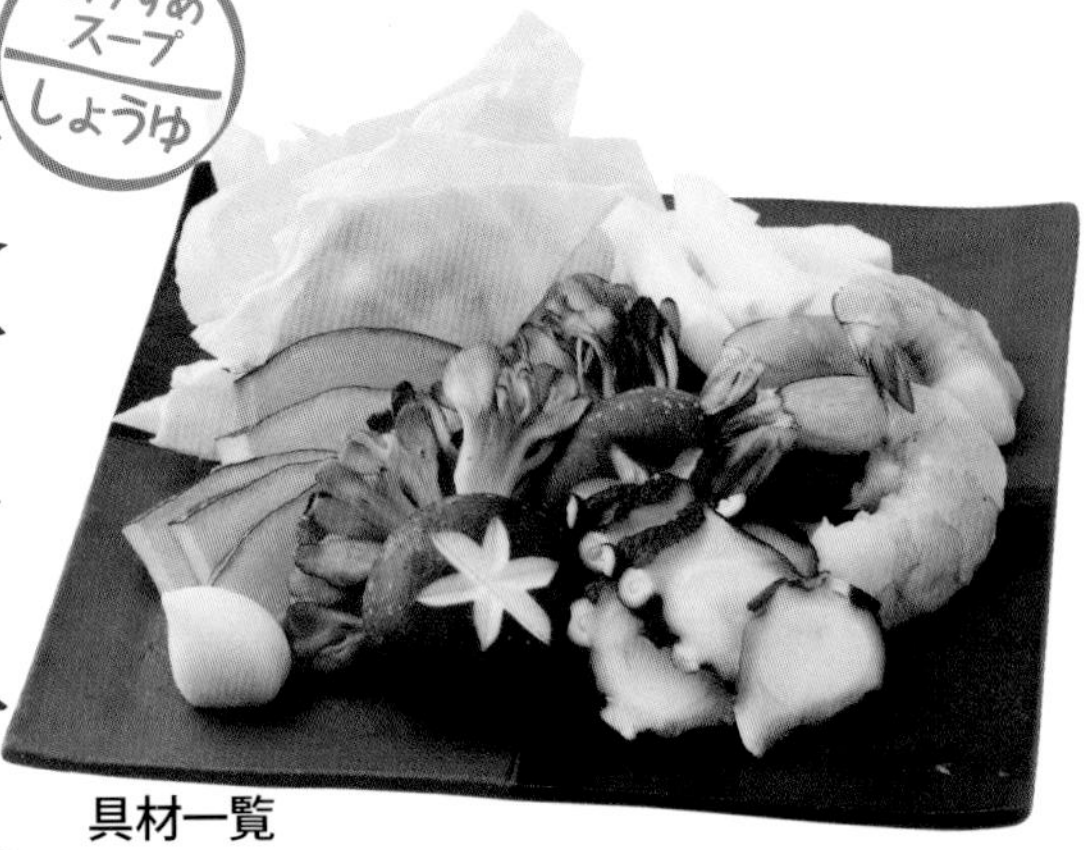

えび、たこには肝機能を高めスタミナをアップするタウリンが豊富。キャベツには疲労回復に欠かせないビタミンB群が含まれています。そして、きのこ類に含まれるリンは、ビタミンB群を吸収・活用させるために働きます。かぼちゃはビタミンEが豊富な食材。ビタミンEは血行を促進し疲労物質の排出を促します。山いものスタミナ増強のもとはムチンというたんぱく質です。

具材一覧
えび／たこ／しいたけ／舞茸／山いも／キャベツ／かぼちゃ
にんにく

美肌セット

おすすめスープ 塩

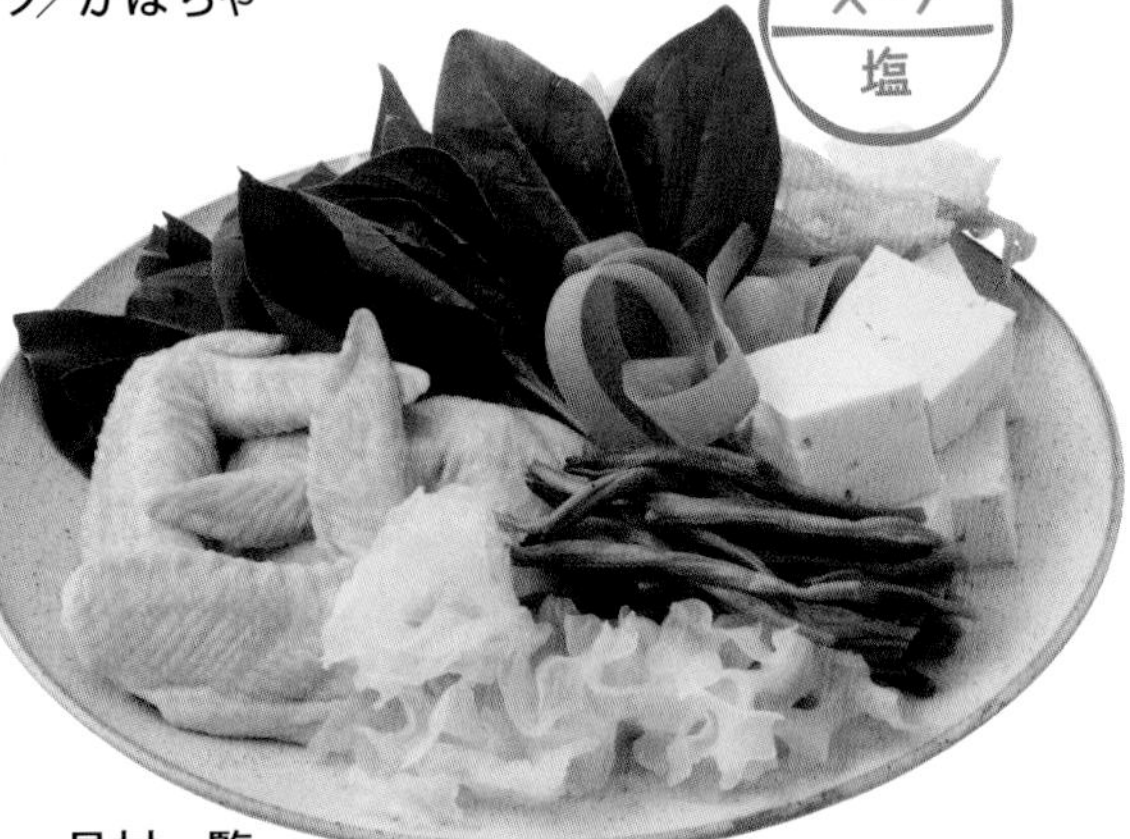

鶏肉は肉類の中でもビタミンAが多い食材。ビタミンAは肌や髪を健康にする重要な栄養素で、金針菜にも含まれています。にんじん、ほうれん草は体内で必要に応じてビタミンAに変わるカロテンがたっぷり。白菜の利尿作用は代謝活性に役立ち、豆腐の主成分・大豆には老化防止の抗酸化作用が、白きくらげには血を養う働きがあり、美肌の強い味方となる具材ばかりです。

具材一覧
鶏手羽先／にんじん／ほうれん草／白菜／豆腐
金針菜／白きくらげ

デトックスセット

おすすめスープ 味噌

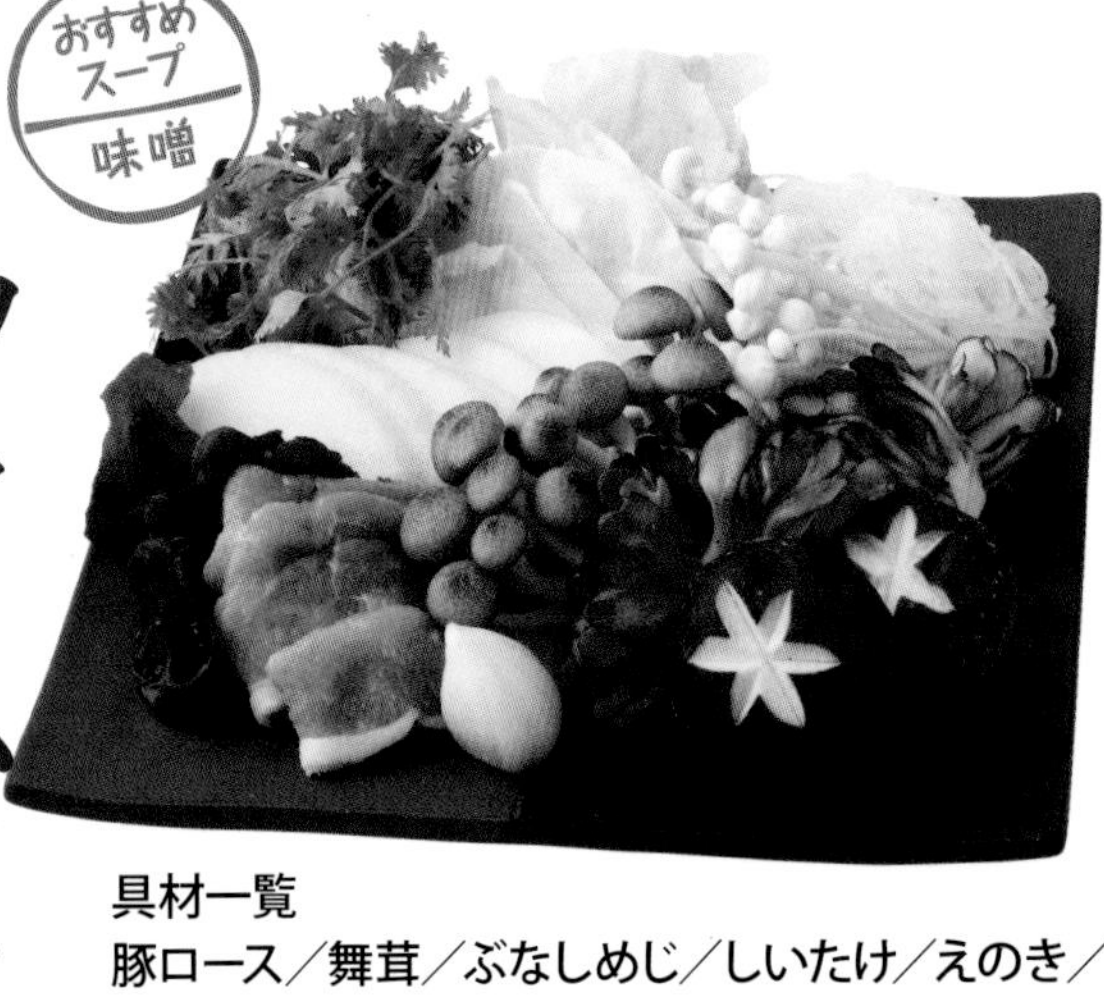

漢方では豚肉には解毒の効能があるといわれていますが、豚肉に豊富なビタミンB_2はまさに解毒成分。さらに、体内にたまった毒素の70％は便から排出されますが、豚肉は便秘の予防もしてくれます。きのこ類やキャベツ、しらたきは豊富な食物繊維で便秘を解消。にんにく、黒きくらげは肝臓に働きかけ解毒を促し、コリアンダーと冬瓜は解毒作用にすぐれた食材です。

具材一覧
豚ロース／舞茸／ぶなしめじ／しいたけ／えのき／キャベツ
冬瓜／しらたき　コリアンダー／にんにく／黒きくらげ

鍋の具材は改善したい症状に応じて

冷え解消セット

おすすめスープ
しょうゆ

冷えを解消するには①血行をよくする②体内の余分な水分を排出する③肝機能や筋力のアップ、といった方法があります。牛肉にはビタミンB_2や鉄分が多く含まれていて、体を温める食材の代表格です。良質なたんぱく源で筋肉増強にも欠かせません。ねぎ、にら、生姜には発汗・利尿の働きや体を温める効果があります。

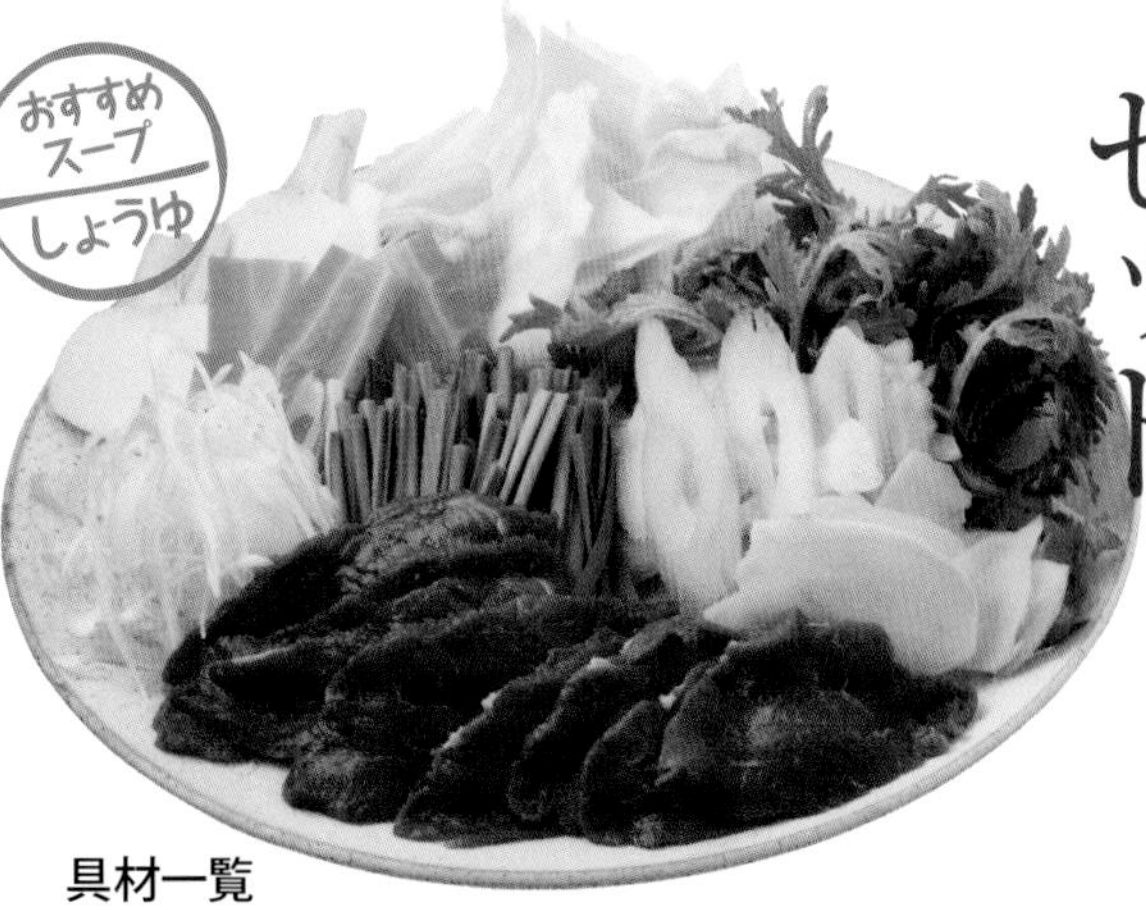

具材一覧
牛モモ肉／にら／ねぎ／セロリ／にんじん／かぶ
キャベツ／春菊　生姜

むくみ解消セット

おすすめスープ
塩

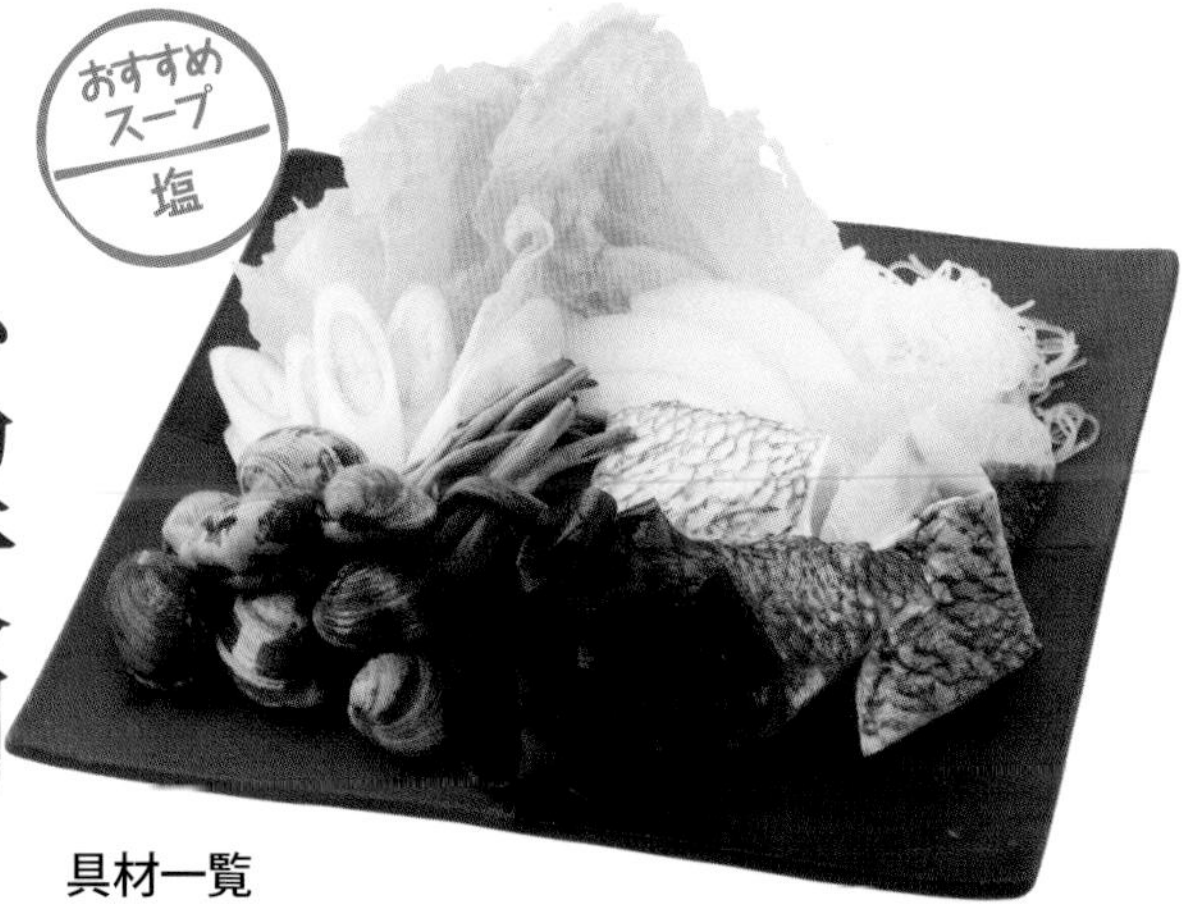

むくみとは、酸素や栄養分を細胞に運んだ血漿《けっしょう》(血液の液体成分)が、静脈やリンパ管に戻れず皮膚の下にたまってしまった状態。体温が下がると血管が細くなり、血漿が血管に戻りにくくなってしまうため、冷えがむくみの原因になるといわれるのです。鯛は腎臓を強くして水分代謝を上げ、あさりやねぎ、冬瓜、金針菜の利尿作用がむくみを解消します。

具材一覧
鯛切り身／わかめ／あさり／ねぎ／冬瓜／春雨／白菜
金針菜

ストレス解消セット

おすすめスープ
味噌

極度の緊張や不安など精神的なストレスは、不眠や食欲減退、頭痛、情緒不安定、集中力の低下など、心身にさまざまな悪影響を及ぼします。はすの実にはイライラした気分を抑え情緒を安定させる作用が、牡蠣やゆり根には鎮静作用が、また菊の花には神経の高ぶりによる血圧の上昇を抑える効果があります。

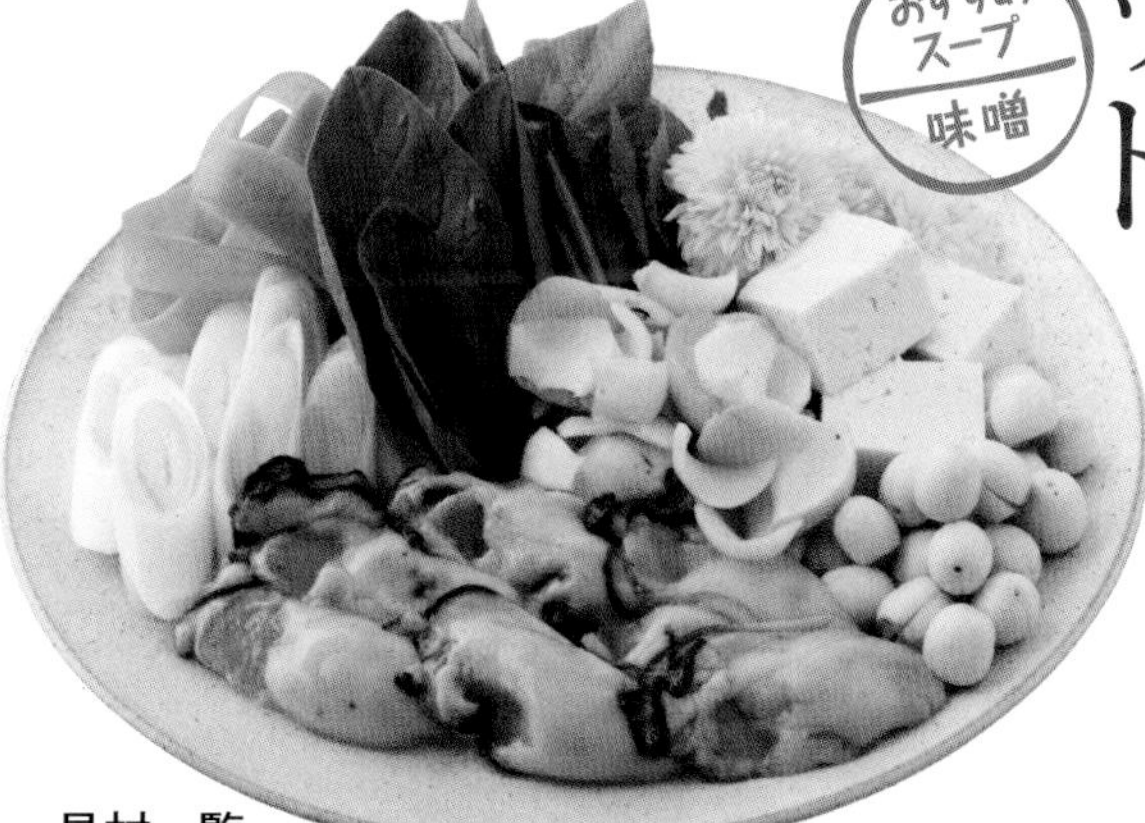

具材一覧
牡蠣《カキ》／ねぎ／にんじん／ほうれん草／豆腐
菊の花／ゆり根／はすの実

薬膳素材たっぷり！食べても飲んでも体においしい鍋

お腹がほっこり温まる、冬にぴったりなお鍋。はすの実の病みつき食感とプリプリした牡蠣の軟らかさも、おいしさの引き立て役です。花椒の辛さがピリッと効いて食欲をそそるので、ストレスと激務に疲れきった体のスタミナ補給にはうってつけ。菊の花の香りも食欲増進の名脇役です。はすの実→野菜・豆腐→牡蠣の順に入れて召し上がれ。

ベーシックスープ
味噌

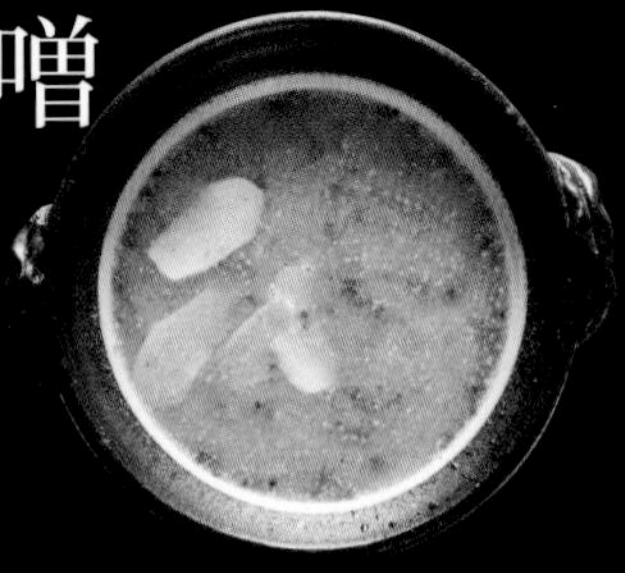

＋

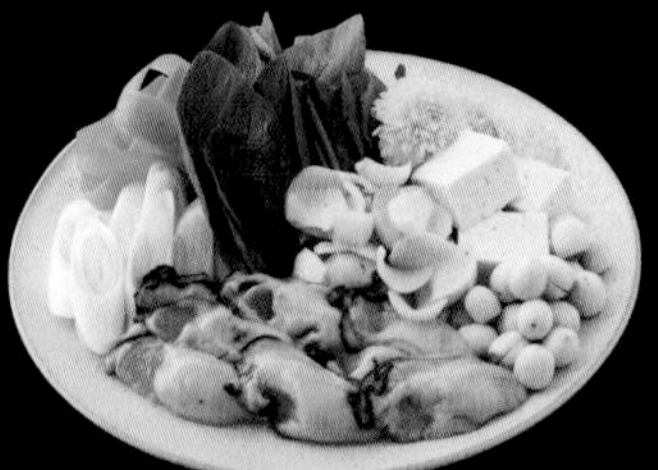

ストレス解消セット

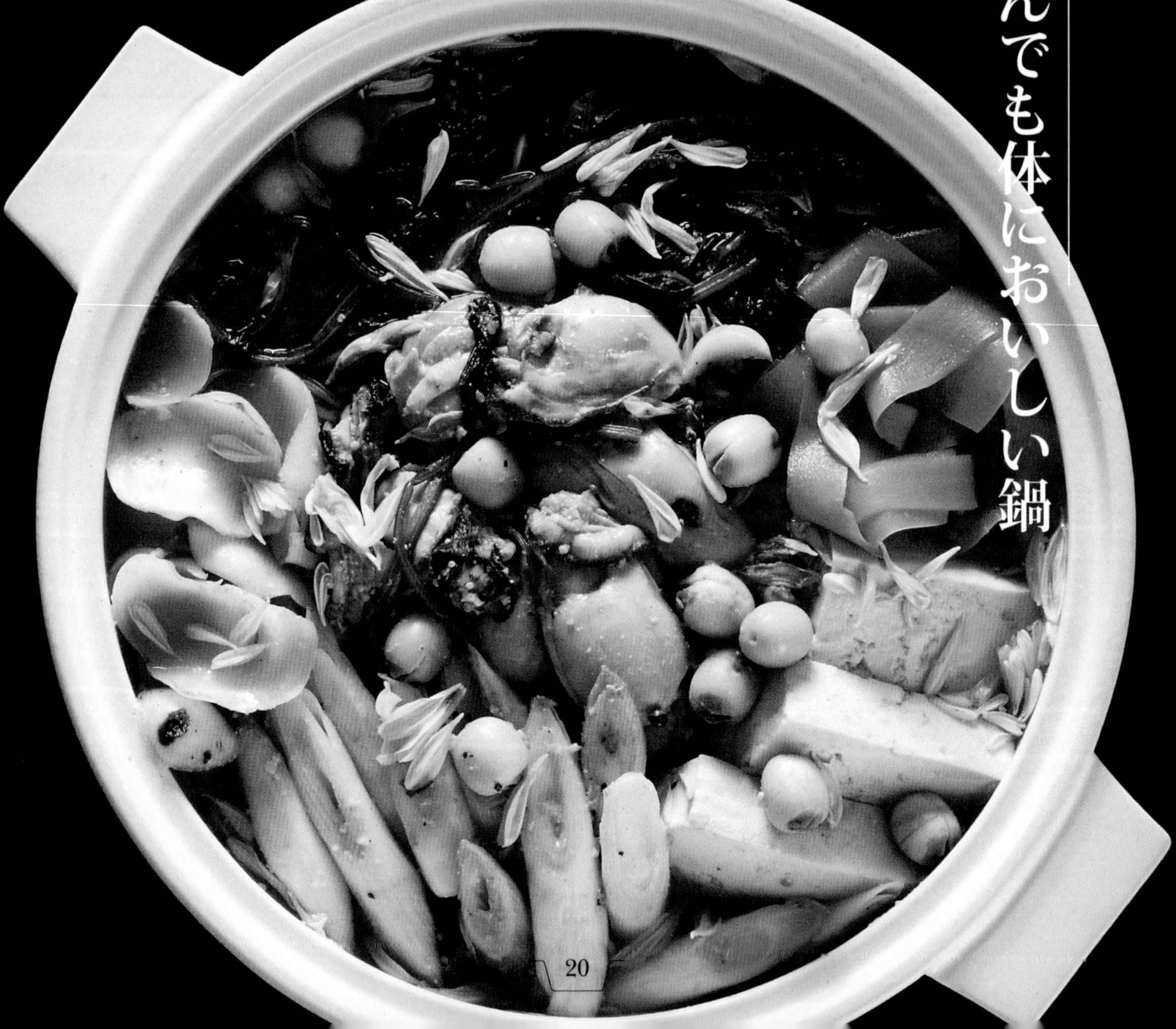

おいしくて体にいい！相性抜群なアレンジ 2

鶏がらのうまみが淡白な食材にグッとしみ込む！

ベーシックスープ塩

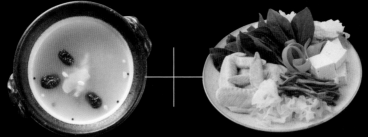

美肌セット

あっさりした美肌セットは、ナツメのやさしい甘さがスープにしみ出した塩味スープとの相性も抜群。血行改善、新陳代謝の活性、高麗人参の疲労回復効果を含むスープと、ビタミンAをたっぷり含む具材で肌美人のもとをすべて詰め込んだ鍋です。スープを吸っておいしさが引き立つ、たらやあさり、えびなどの海鮮も相性がよさそう。鶏肉のほかは火が通りやすい具材です。

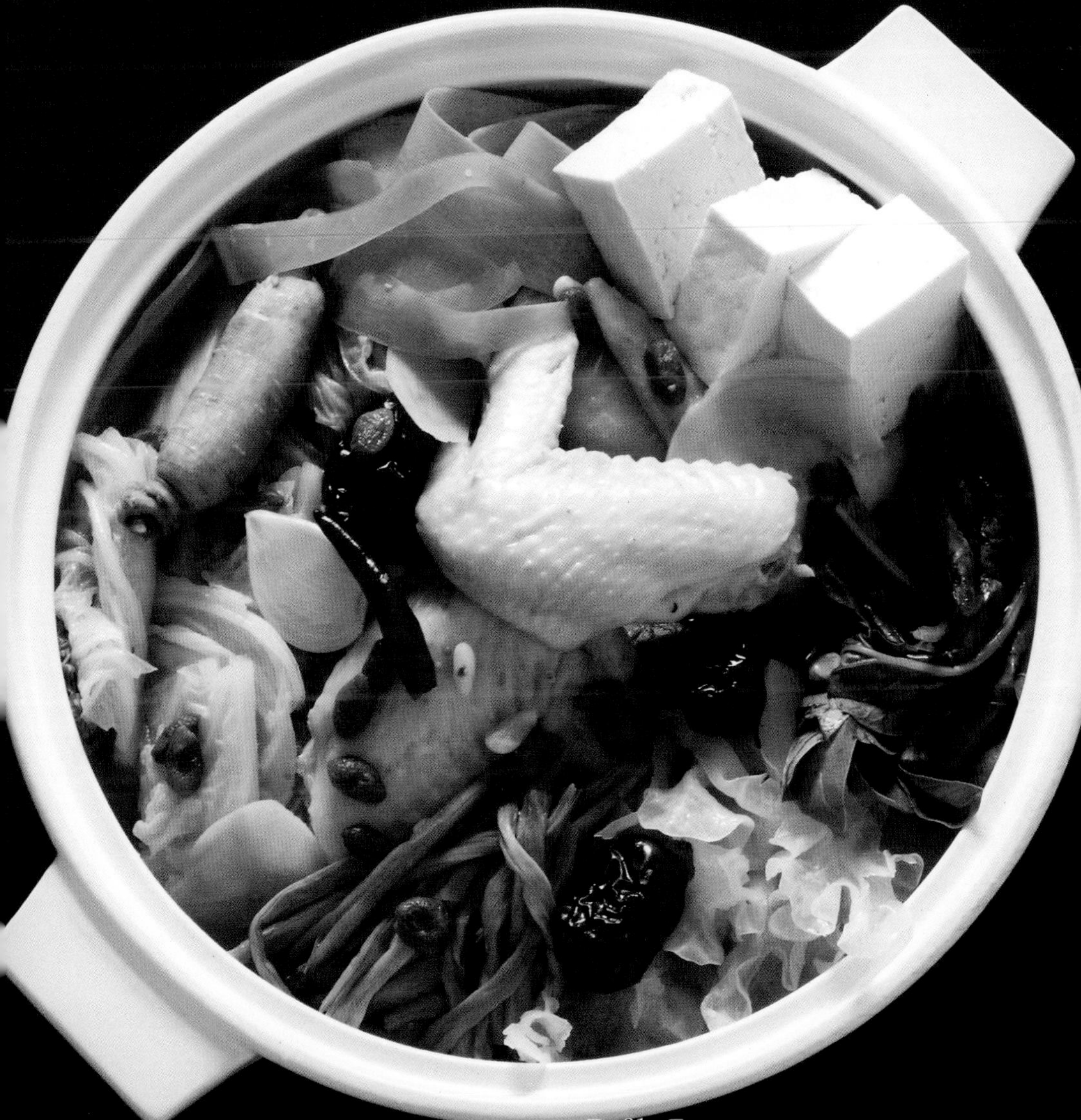

おいしくて体にいい！　相性抜群なアレンジ **3**

パンチの効いたスープに香りの強い野菜が不思議とマッチ

ひと口食べると、口いっぱいに広がるスパイスの香り。食べ進めると具材の冷え解消効果に加えて、唐辛子と花椒の辛みで、お腹がポカポカしていることに気がつくはず。真冬でも額から汗がじんわりにじんでくるあったかメニューです。普段から冷えに悩まされる人にとってはありがたいメニュー。硬くなりやすい肉は最後に入れましょう。

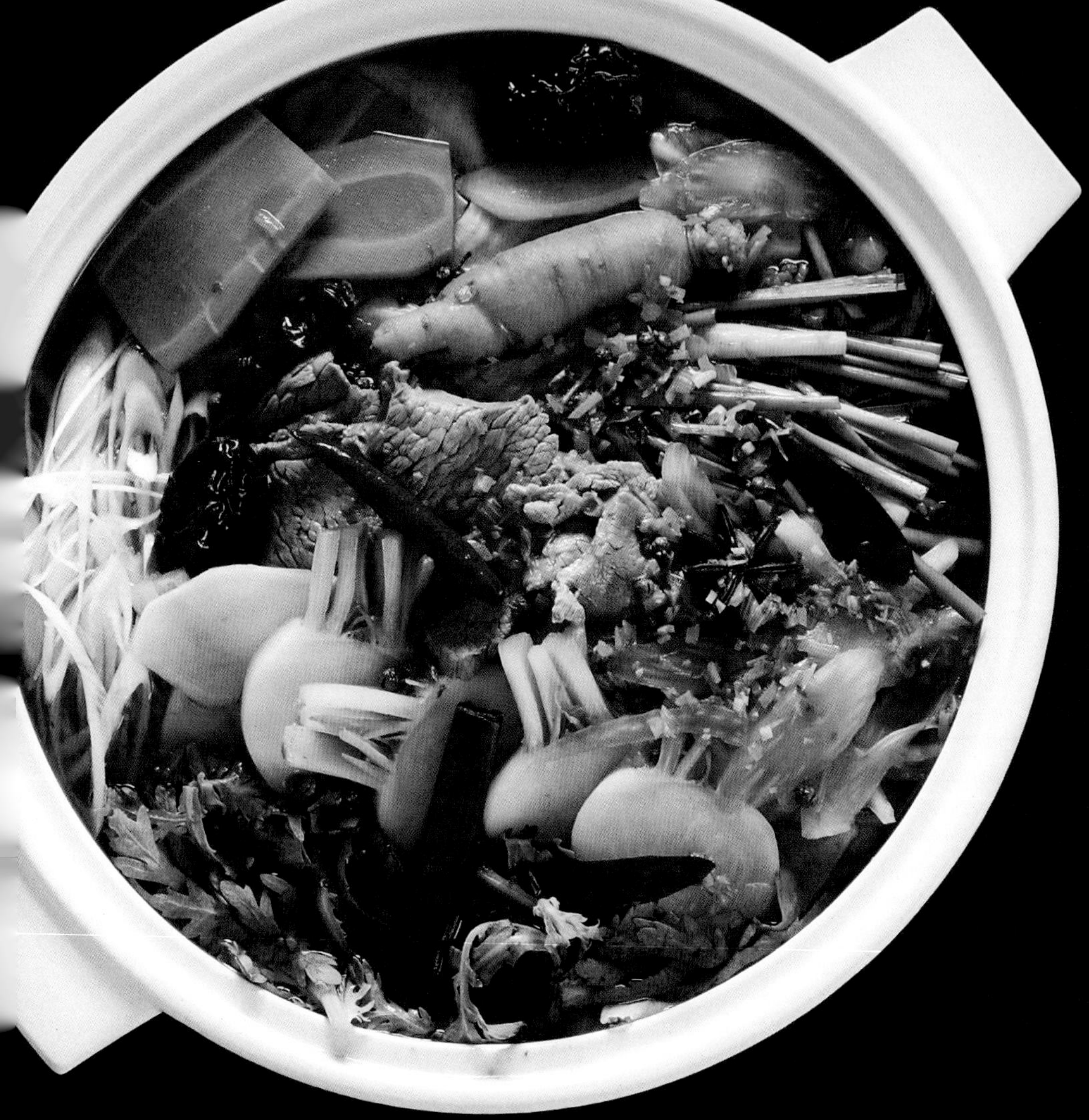

ベーシックスープ
しょうゆ

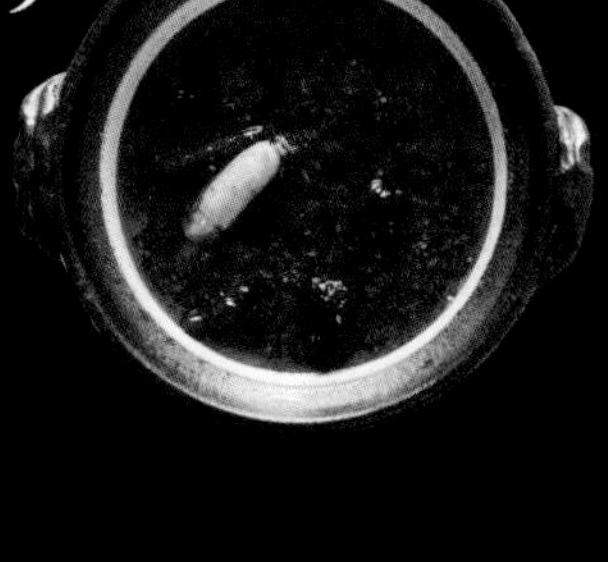

＋

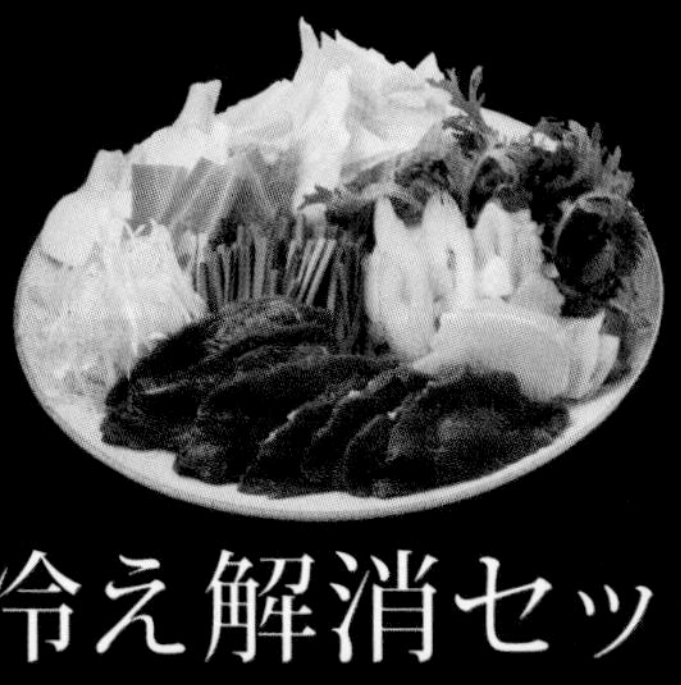

冷え解消セット

いつもの鍋で薬膳する！

いつも食べている定番鍋に、薬膳素材をちょこっとプラス。
そんなアレンジだけで、おなじみの鍋料理が薬膳なべに早変わり。
この章では、みんな大好きな鍋料理に
どんな薬膳素材をトッピングしたらおいしいかを大研究。
毎日食べても飽きがこない自慢のメニューが出そろいました。
体が温まる鍋料理は、いつだって女性の味方。
四季を通じてどうぞ。

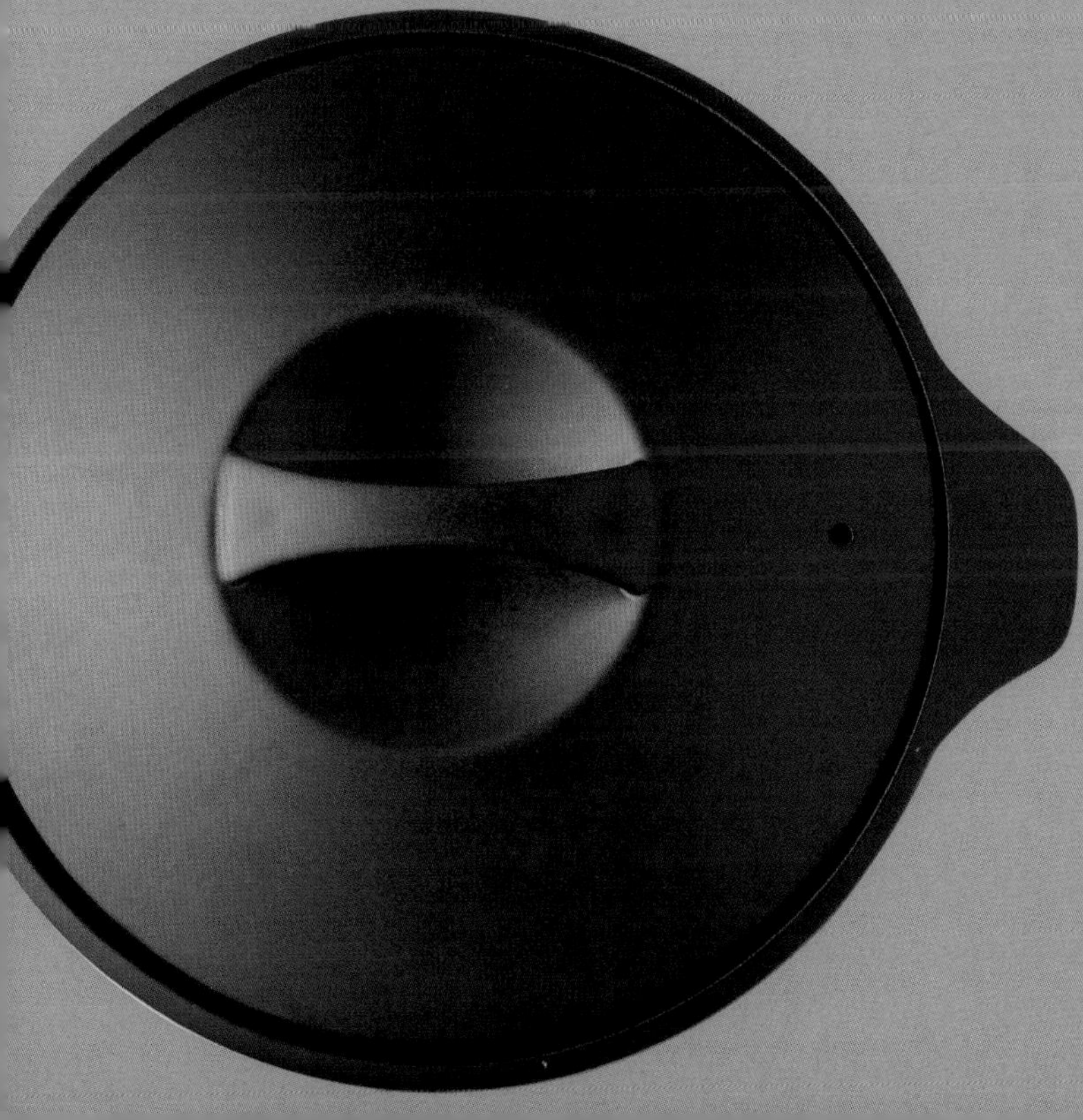

カレー鍋

いつものスパイスに薬膳素材をトッピングするだけで、おなじみカレーが薬膳なべにバージョンアップ。体が芯から温まります。

材料(4人分)

じゃがいも――3個
ピーマン――4個
キャベツ――4枚
たまねぎ――1個
パプリカ――1個
アスパラガス――1束

豚ロース薄切り――400g

生姜――1かけ
にんにく――½かけ
サラダ油――大さじ1
赤唐辛子――2本
コリアンダー――小さじ1
クローブ――2個
ローリエ――1枚
カレー粉――大さじ1
カレールゥ――50g
ウコン――大さじ1

水――5カップ
酒――大さじ2
しょうゆ――大さじ3
みりん――大さじ2
牛乳――¼カップ

パスタ――150g

作り方

1. じゃがいもはラップに包み電子レンジで5～6分加熱し、皮をむいて輪切りにする。たまねぎは輪切り、ピーマンとパプリカは乱切り、キャベツはザク切り、アスパラガスは根元の硬い部分とハカマを切り落とし半分に切る。
2. 生姜、にんにくを薄切りにする。鍋に油を熱し、生姜、にんにくを炒め、唐辛子、コリアンダー、クローブ、ローリエ、カレー粉を加えさらに炒め、水、酒、みりん、しょうゆを加える。煮立ったら火を止め、カレールゥ、ウコンを加えて溶かし、再び火にかけ沸騰後弱火で5分位煮る。仕上がりに牛乳を加える。
3. **2**に**1**と豚肉を入れて煮る。

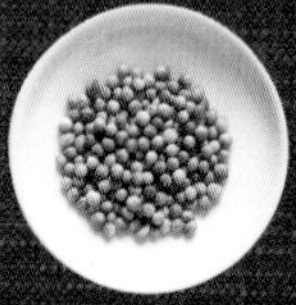

コリアンダー
コリアンダーの消化促進パワーは強力。おいしくて食べ過ぎてしまっても大丈夫。

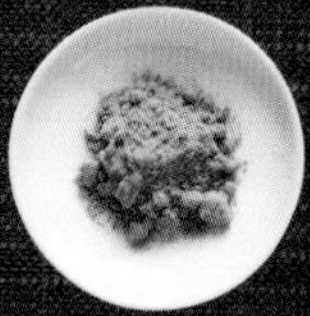

ウコン
肝臓に働きかけ胆汁の分泌を促し、悪玉菌の原因になりやすい脂肪をしっかり分解する。

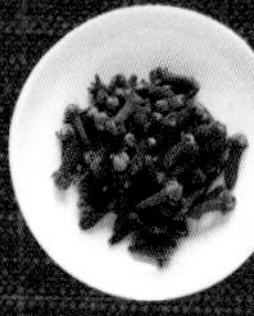

クローブ
精神安定作用のある豚肉とにら、にんにくの食べ合わせに丁子の鎮静作用が加わりストレス知らず。

ポイント

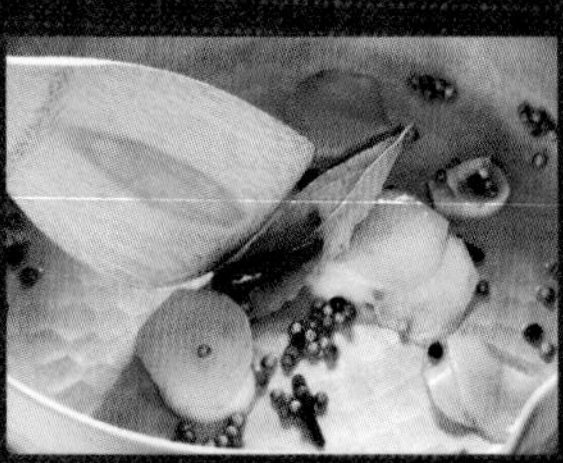

生姜、にんにくは先に炒めて香りを出してから、スパイスを加えます。

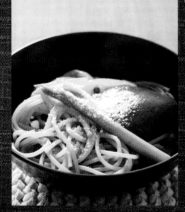

鍋のしめ

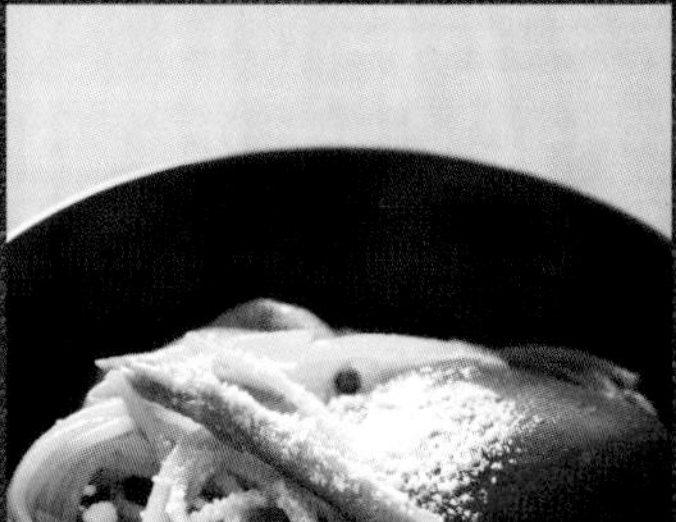

ゆでたパスタを器に盛ってスープと粉チーズをかけて。カレーよりはあっさり、でもスパイシーなスープが、パスタによく絡みます。

スープ

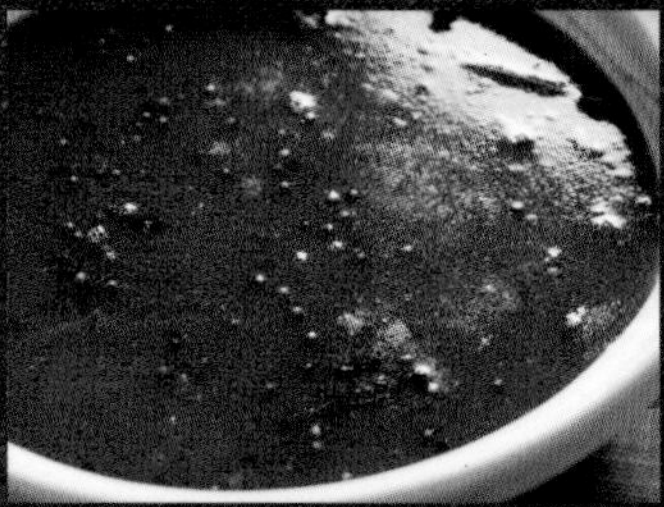

大ぶりカットの野菜の甘みに負けない香りと辛みが食欲を刺激します。

薬膳アドバイス

人気急上昇中のカレー鍋。カレールゥに配合されているスパイスだけでも十分薬膳といえますが、ウコンやクローブ、コリアンダーなどを加えると、さらに本格的な味わいになります。あれこれスパイスを揃える手間を省きたければガラムマサラを。弱った胃腸の働きを助け、食欲が出ます。

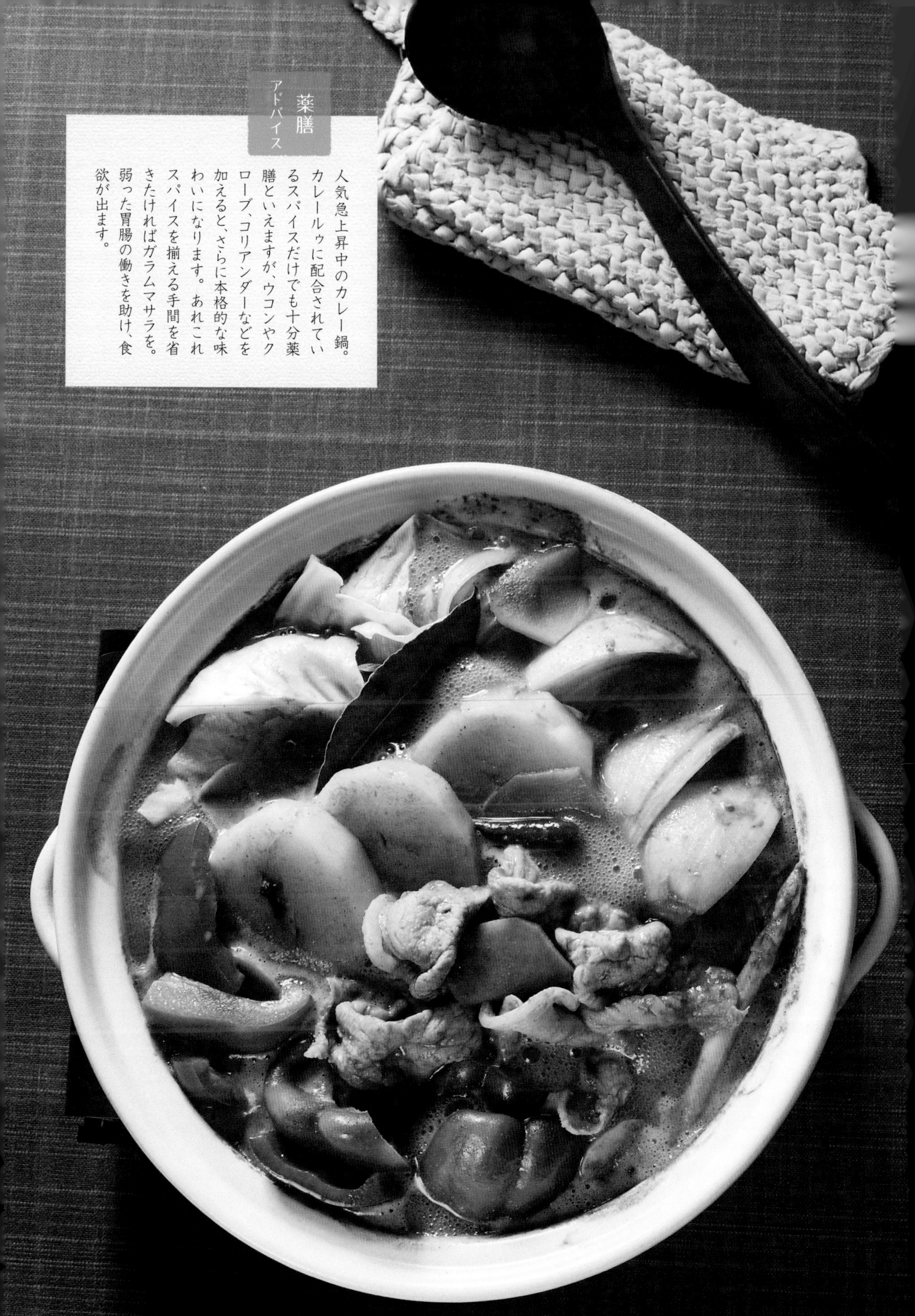

トマト鍋

肉団子を主役にセロリ、キャベツ、たまねぎ、ブロッコリーと歯ごたえある野菜もたっぷりと。見た目もお腹も大満足な、トマトスープの洋風薬膳なべです。

材料(4人分)

A
- 合いびき肉——500g
- たまねぎ(みじん切り)——50g
- 卵——1個
- **ナツメグ**——少々
- **コショウ**——少々
- 塩——小さじ⅓

たまねぎ——1個
ブロッコリー——1個
キャベツ——葉8枚
セロリ——1本

にんにく(薄切り)——1かけ
オリーブオイル——大さじ2
トマト水煮缶(カットタイプ)——1缶
紅花——小さじ2

B
- コンソメ(固形)——1個
- 水——5カップ
- 塩——小さじ2
- **コショウ**——少々
- ローリエ——1枚
- 白ワイン——¼カップ
- トマトケチャップ——大さじ3

ご飯——300g(茶碗2杯分)

作り方

1. 鍋にオリーブオイル、にんにくを入れて火にかけ、香りが出るまで炒める。トマト水煮、Bの材料を加え、煮立ったら紅花を加える。
2. Aの材料を粘りが出るまで混ぜ合わせる。
3. たまねぎは半月切り、ブロッコリーは小房に分けて硬めにゆで、キャベツは大きめに切る。セロリはすじを取り、皮むき器で薄くスライスする。
4. 煮立てた**1**に丸く形を整えた**2**を入れ、たまねぎ、キャベツを加え沸騰後10分ほど煮込む。仕上がりにブロッコリー、セロリを加えさっと煮る。

鍋のしめ
しめは、ご飯を加えリゾットに。

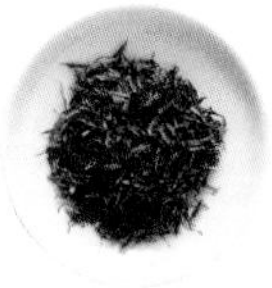

紅花
心臓の冠動脈を拡張し体内で滞った血液のめぐりをよくする。生理痛、生理不順に効果的。

ポイント

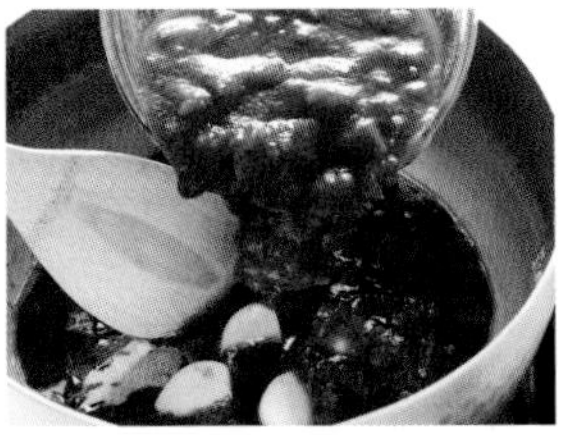

にんにくを炒めて、香りを出してから、トマト水煮缶を入れます。

スープ

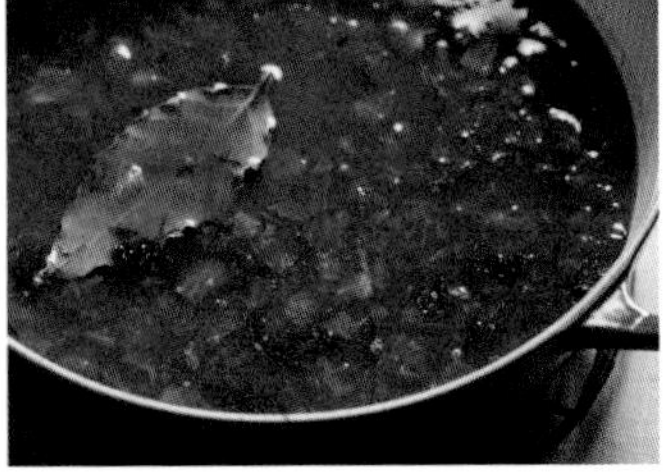

後味スッキリ！　なのにトマトのうまみとコクがしっかり！　スープがしみ込んだ大玉の肉団子は、中までジューシーです。

薬膳アドバイス

セロリは体の余分な熱をとりイライラ解消にもおすすめの食材。香り成分は油に溶けやすいので、炒めて煮込めばさらに風味豊かになります。また、ナツメグ、コショウ、にんにくはともに食欲増進効果にもすぐれた食材。食べ過ぎてしまってもキャベツ、トマトが消化を促進してくれます。

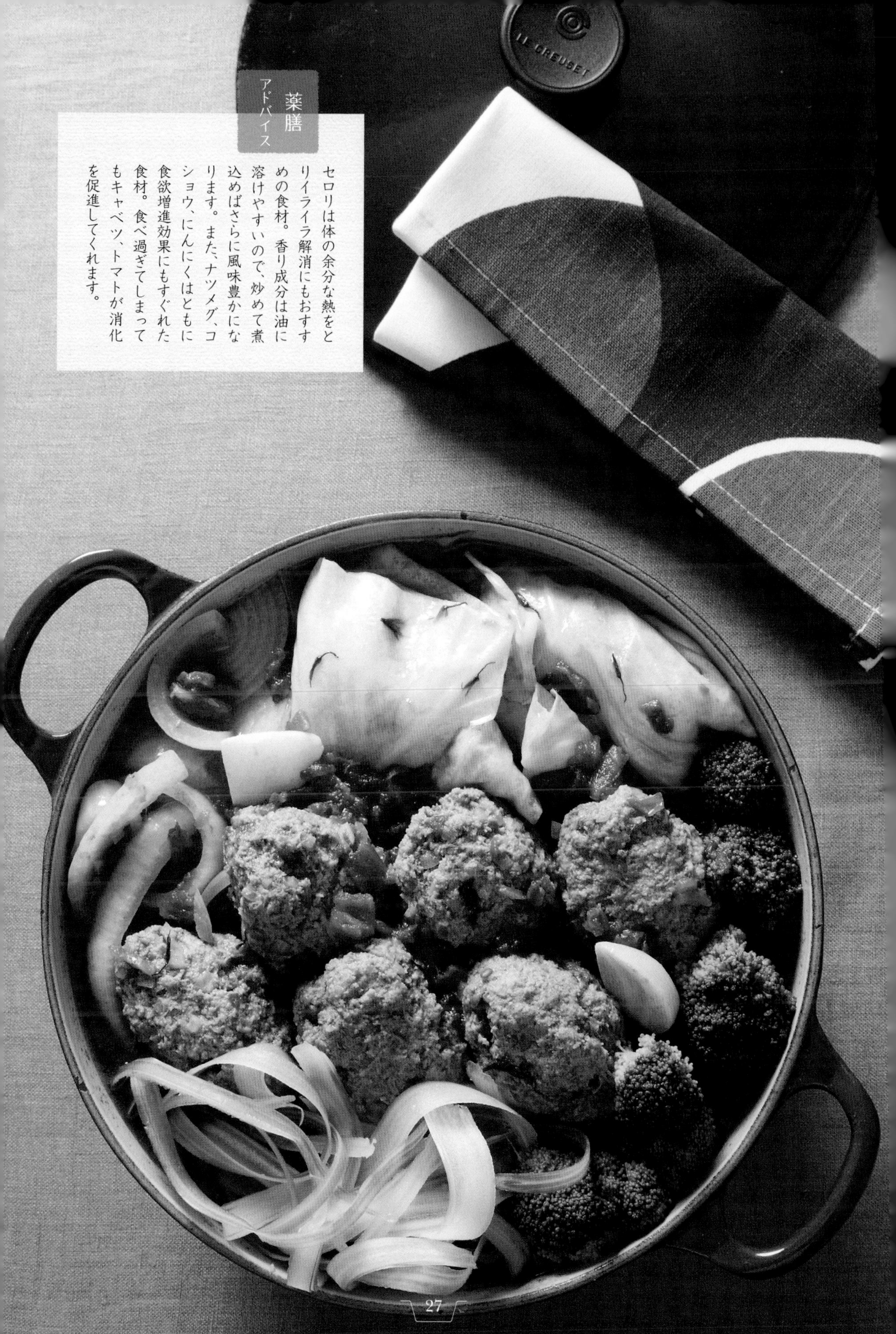

薬膳すき焼き

肉と野菜をたっぷり食べたいときには、なんといってもすき焼き。いつもの味はそのままに、体が喜ぶ野菜と薬膳素材をプラスして、ちょっぴりヘルシーに仕上げました。

材料(4人分)

牛すき焼き用肉――500g
ちんげん菜――2株
しいたけ――8個
ごぼう――½本
焼き豆腐――1丁
ねぎ――2本
クレソン――2束

A
- しょうゆ――¾カップ
- 赤ワイン――¾カップ
- 砂糖――大さじ4 ½
- みりん――大さじ3
- だし汁――½カップ

陳皮――少々

卵――4個
ゆでうどん――2玉

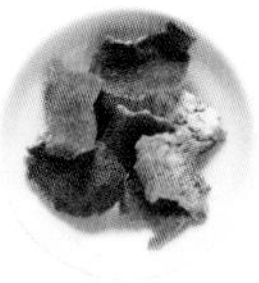

陳皮
食欲不振、吐き気など弱った消化器官に働きかける。果肉より豊富なビタミンCも。

作り方

1. 牛肉は食べやすい大きさに切り、ごぼうはささがきにして水にさらす。ちんげん菜は4cm長さに切り、ねぎは斜め切り、豆腐は8等分に切る。しいたけは石づきを落として半分に切り、クレソンは茎を切り落とす。
2. Aの調味料を混ぜ合わせて陳皮を加え、鍋に半量くらい入れて沸騰させる。ごぼう、しいたけ、豆腐を入れて煮立たせ、ちんげん菜、ねぎ、肉を入れてひと煮立ちさせる。仕上げにクレソンを入れる。
3. 卵は器に割りほぐし、残ったつゆと**1**の具を鍋に適宜足す。

薬膳アドバイス

たっぷり野菜をおいしく食べられる定番鍋。陳皮を多めに加えれば、気分をスッキリさせるだけでなく、匂いも味もさっぱりして、すき焼きの脂っこさを解消してくれます。食物繊維が豊富なごぼうとしいたけの食べ合わせは、お腹のお掃除メニューとしても優等生です。

鍋のしめ

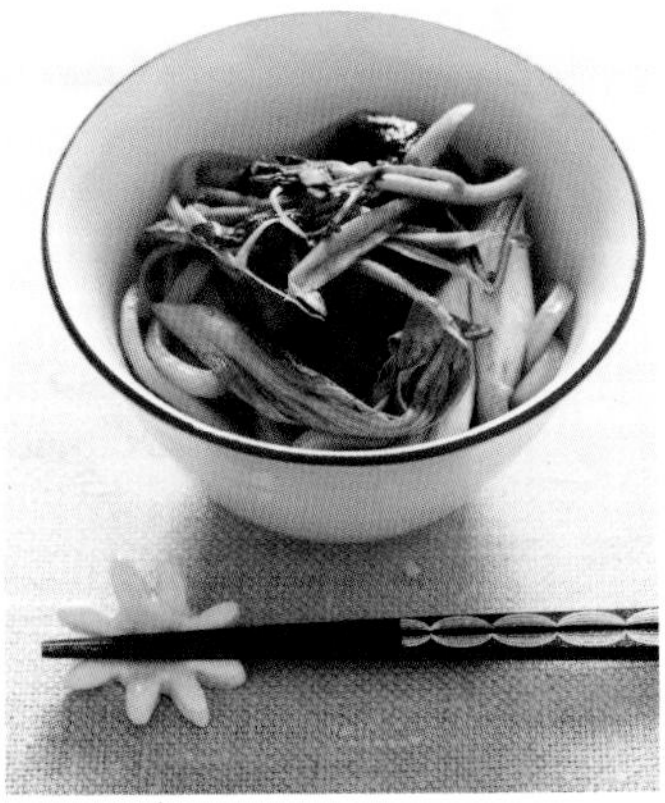

ゆでうどんを入れてひと煮立ち。ほんのり甘い汁をたっぷり吸ったうどんは、頬張った瞬間、口一杯に幸せが広がります。

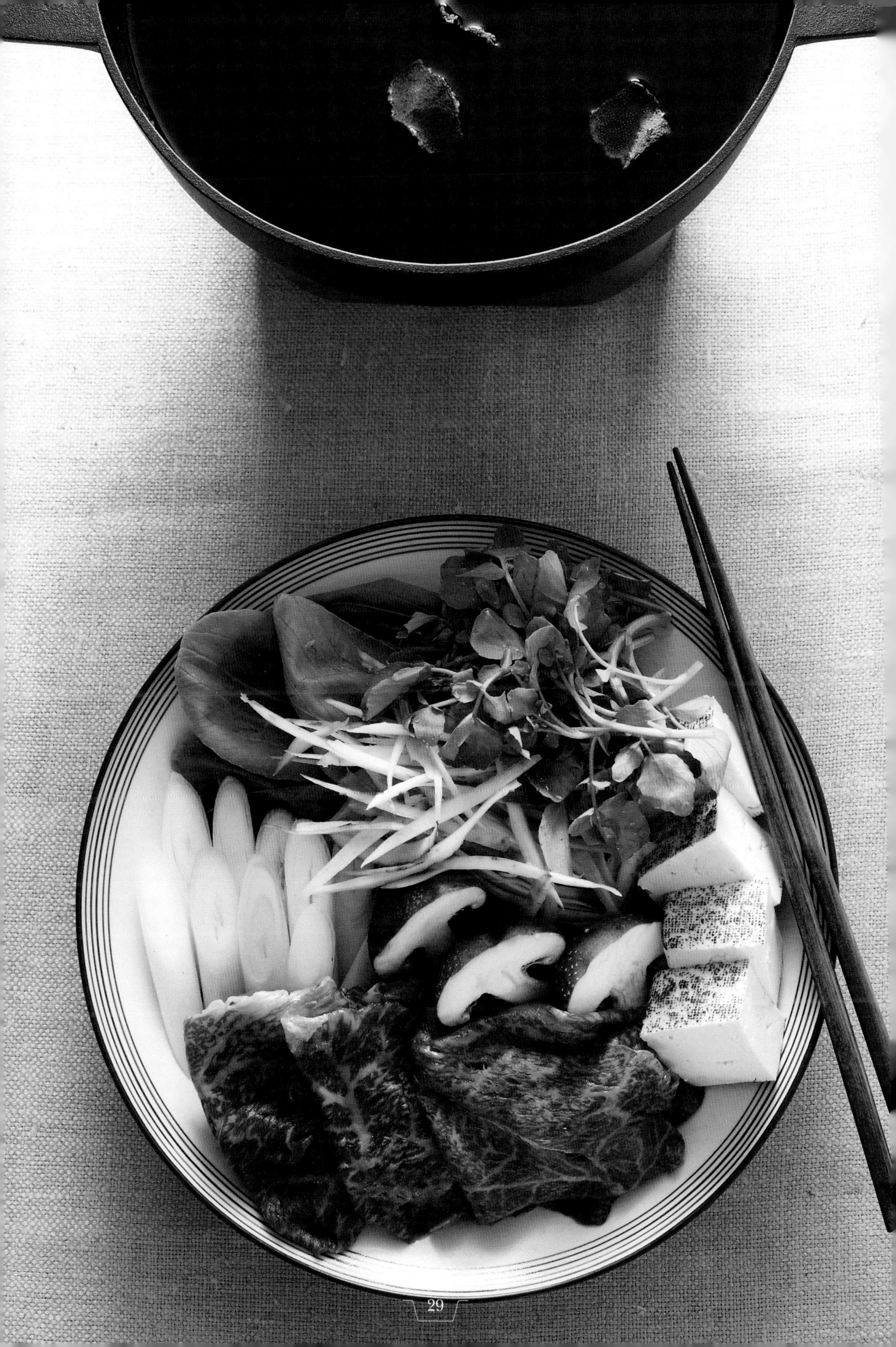

豚肉と大根のさっぱり鍋

栄養たっぷりのごまダレでいただく、豚しゃぶ風のさっぱり鍋。白菜や大根などの冬野菜も、思う存分たっぷりと召し上がれ。

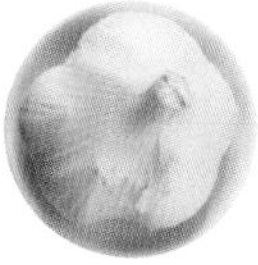

にんにく
便秘やストレスの解消、肌荒れ防止など、女性こそ食べておきたい薬膳素材のひとつ。

材料(4人分)

豚バラ薄切り肉――400g
大根――½本
白菜――¼株
昆布だし――6カップ
酒――大さじ3
塩――小さじ1

A
- **練りごま**――大さじ2
- **にんにく**(みじん切り)――1かけ分
- ねぎ(みじん切り)――大さじ2
- しょうゆ――大さじ8
- 砂糖――大さじ1½
- **すりごま**――大さじ2
- 酢――大さじ2
- **黒ごま**――小さじ1

中華麺――2玉

作り方

1. 豚肉は4cm長さに切り、白菜は大きめの短冊切り、大根は拍子木切りにする。鍋に昆布だし、酒、塩を入れて煮立たせ、大根、白菜、豚肉を入れて煮る。
2. Aの材料を混ぜ合わせたタレを添える。

鍋のしめ

しめは中華麺をゆで、鍋に入れてさっと煮るだけ。風味豊かなごまダレつけ麺の完成!

薬膳アドバイス

つけダレにたっぷり使われているごまには、胃腸、肝臓、肺などの機能を高めるほか、腸に働きかけてお通じをよくしたり肌や髪を美しく保つ作用も。だしを取ったら捨ててしまう昆布も刻んで具として食べれば「腎」の機能を助け、老化防止と水分代謝にすぐれた立派な食材になります。

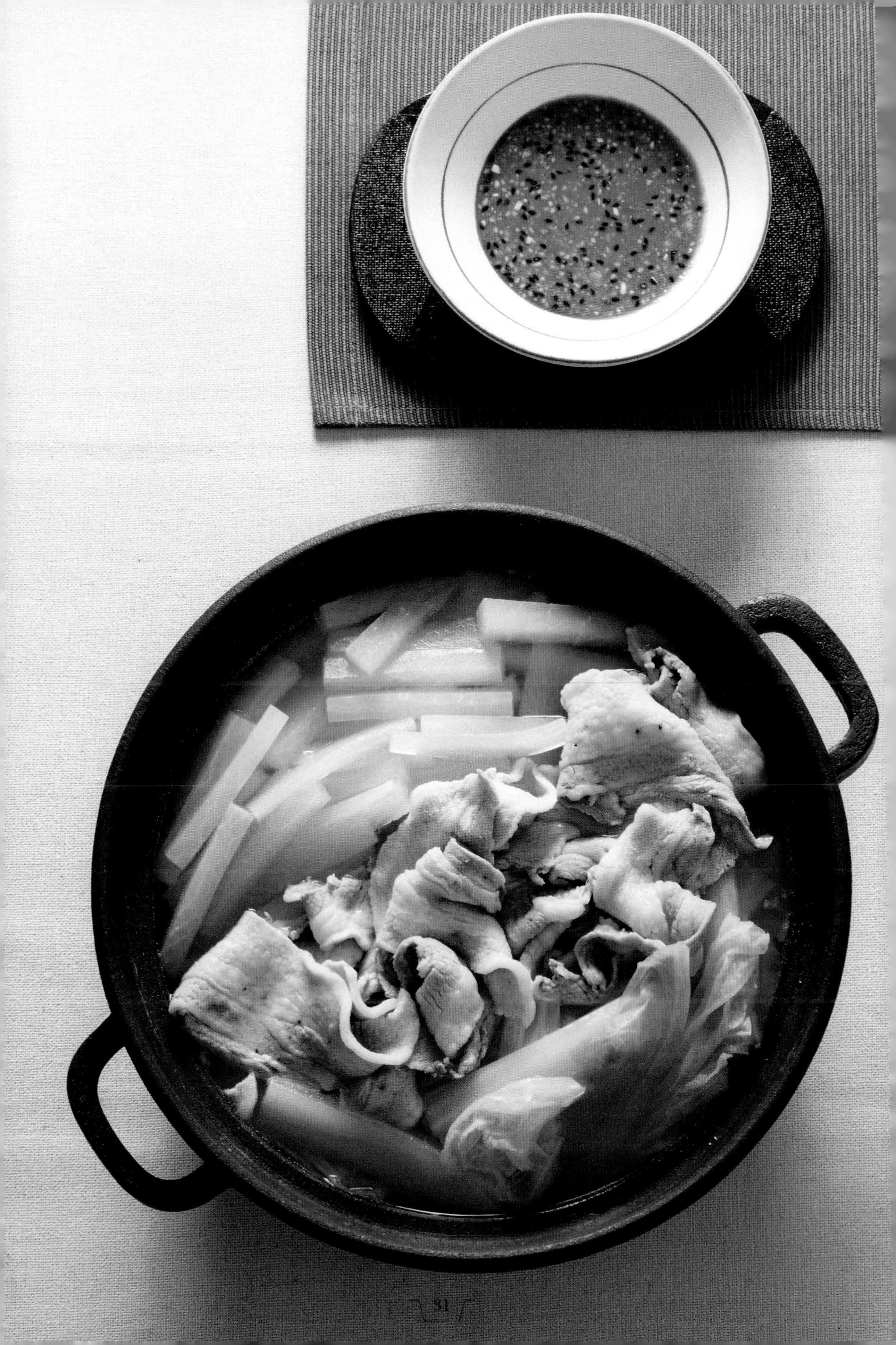

韓国風鶏鍋

薬膳素材にコラーゲンもたっぷりな、美肌なべの決定版！スープのおいしさはもちろんのこと、次の日には肌もプルプルです。

材料(4人分)
鶏骨付きぶつ切り肉――800g
はと麦――大さじ4
生姜――1かけ
れんこん――1節(200g)
酒――¼カップ
水――8カップ
松の実――大さじ3
ナツメ――4個
高麗人参(ひと晩水につけたもの)――小1本
にんにく――1かけ

塩――小さじ2
コショウ――少々
九条ねぎ――3本
黒ごま――小さじ1

ご飯――適量

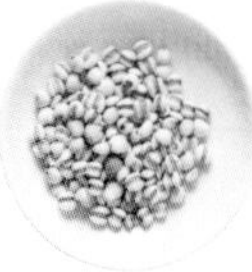

はと麦
シミ、そばかすにも効く美白・美肌効果のほか、体内の余分な熱や水をとる効果もある。

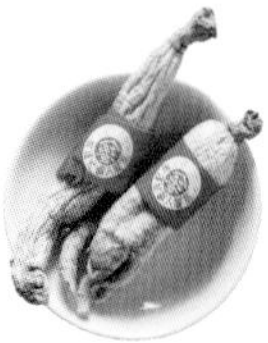

高麗人参
細胞や臓器の働きを活性化し肉体疲労を根本から改善する。血行促進作用にもすぐれる。

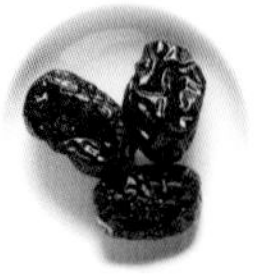

ナツメ
滋養・強壮作用があり、冷え性を改善し生理痛を緩和する。また胃腸の調子も整える。

作り方

1. 鶏肉はざるにのせて熱湯をかけ、はと麦は水(分量外)に30分間浸し、生姜は薄切り、れんこんは乱切りにする。
2. 鍋に水、酒、鶏肉、れんこん、生姜、松の実、はと麦、ナツメ、高麗人参(戻し汁ごとすべて)、にんにくを入れて火にかけ、沸騰後弱火にして1時間煮る。
3. 塩、コショウで味をととのえ、斜め薄切りにしたねぎ、ごまを散らす。

ポイント

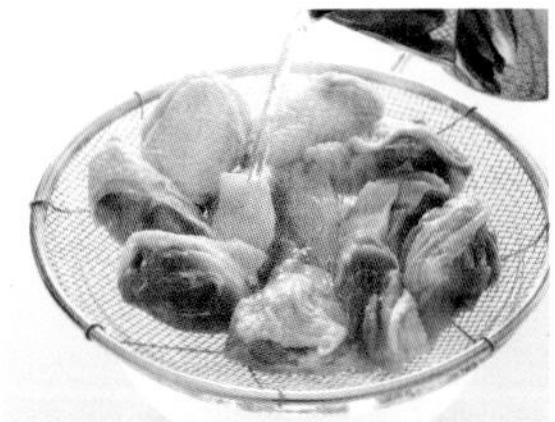

熱湯をかけて臭みを除く。下ごしらえはしっかりと。

ポイント

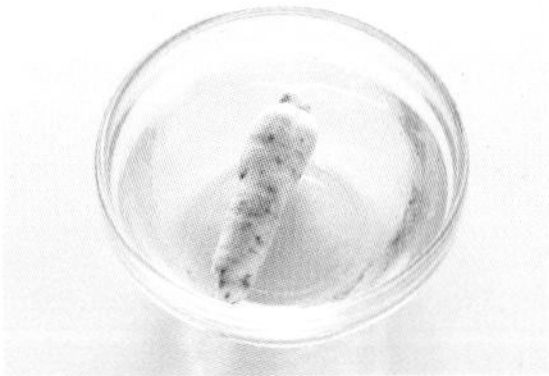

高麗人参はひたひたの水にひと晩つけておきましょう。鍋に加える戻し汁は¾カップ以内に。

鍋のしめ

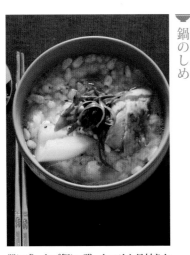

器に盛ったご飯に、残ったつゆと具材をかけて豪快な汁かけご飯に。

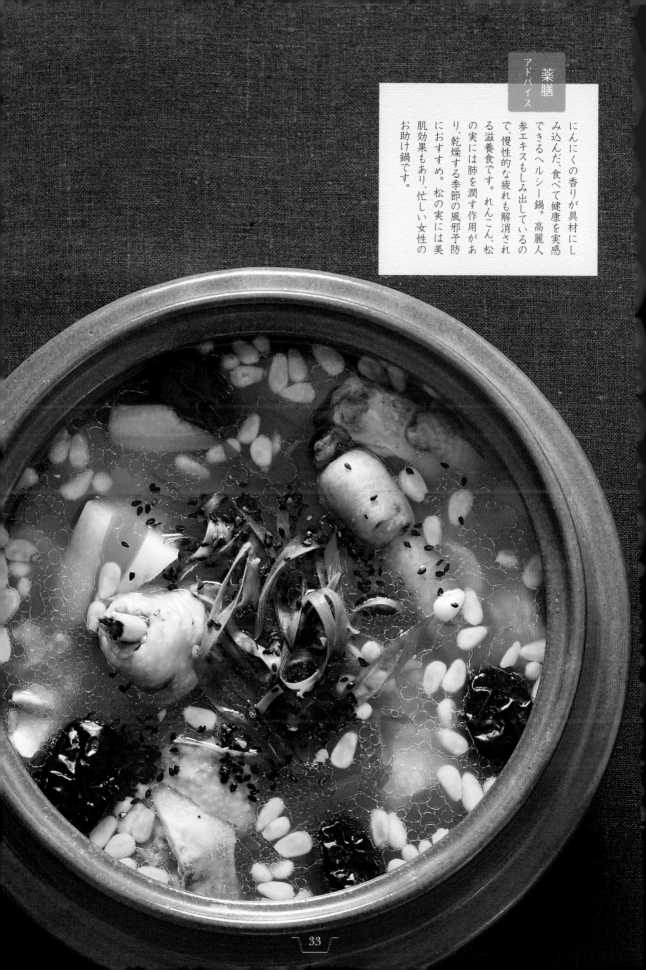

薬膳アドバイス

にんにくの香りが具材にしみ込んだ、食べて健康を実感できるヘルシー鍋。高麗人参エキスもしみ出しているので、慢性的な疲れも解消される滋養食です。れんこん、松の実には肺を潤す作用があり、乾燥する季節の風邪予防におすすめ。松の実には美肌効果もあり、忙しい女性のお助け鍋です。

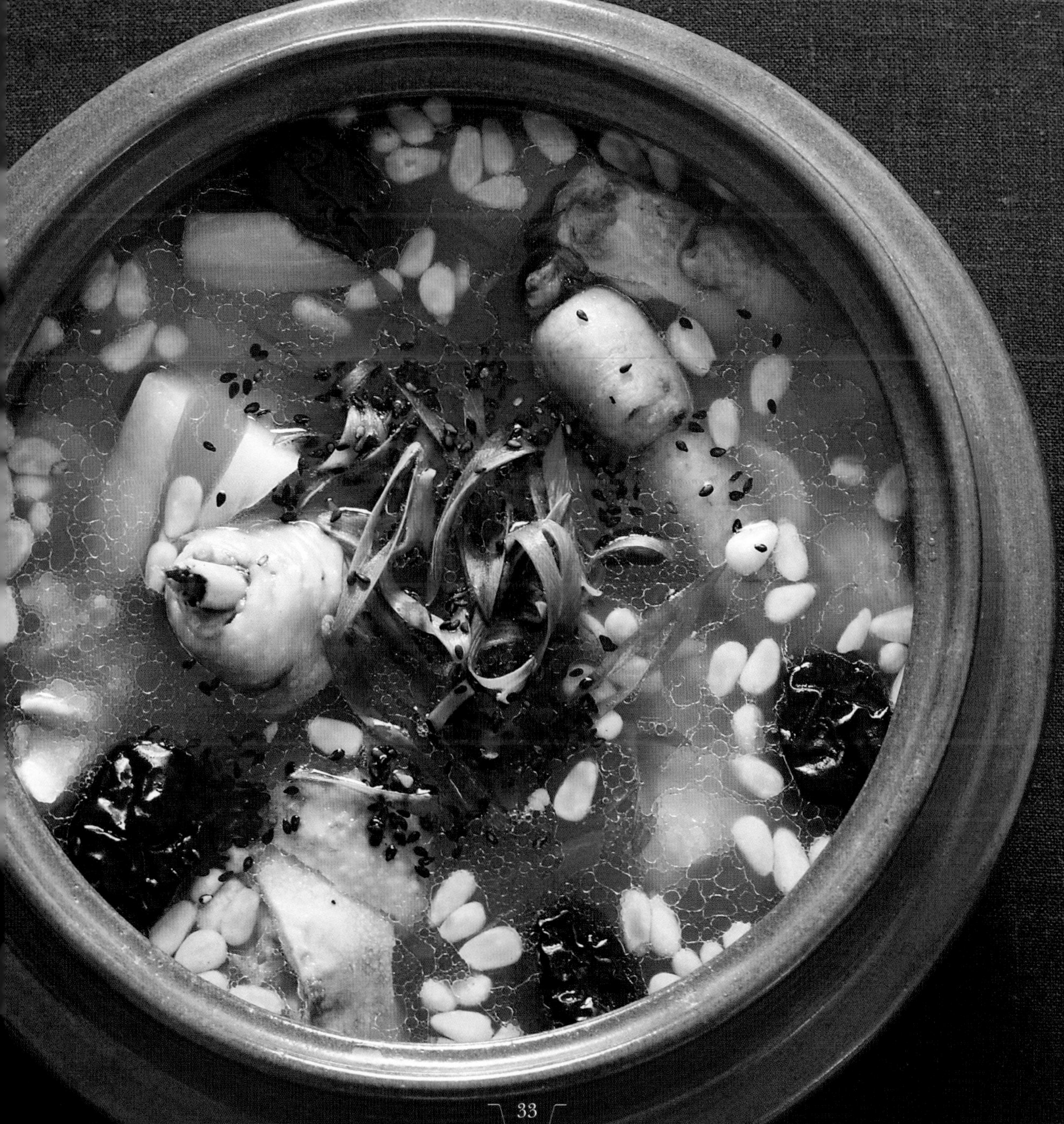

魚介の豆乳鍋

味噌生姜風味の豆乳で仕上げた、体にやさしいスープです。
たらやほたてなど、淡泊な魚介と野菜でいただきましょう。

材料（4人分）
生たら——4切れ
ほたて——8個
しいたけ——4個
白菜——¼株
白きくらげ——4個
ねぎ——1本
にんじん——½本
春菊——1束
生姜——1かけ

だし汁——3カップ
酒——大さじ3
味噌——大さじ4
無調整豆乳——3カップ
塩——少々

ゆでうどん——2玉

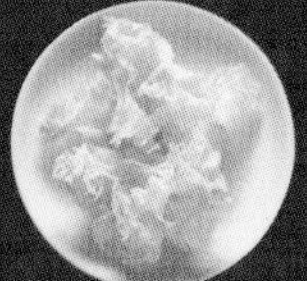

白きくらげ
カルシウム、カリウム、リンが豊富。強壮、アンチエイジングに食べたい薬膳素材。

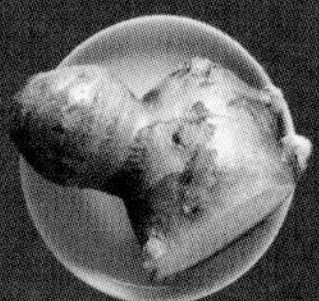

生姜
発汗・利尿作用が高く、余分な水分を排出し体を温め代謝をアップさせる。

作り方

たらは半分に切り、ほたてとともに熱湯にさっと通す。

白菜は大きめの短冊切り、しいたけは石づきを切り落として半分に切り、きくらげは水で戻し石づきを取る。ねぎは斜め切り、にんじんは皮むき器で薄切りにし、春菊は葉を摘み、生姜は薄切りにする。

鍋にだし汁と酒を入れて沸かし、味噌を溶き入れ豆乳を加える。塩で味をととのえ、生姜、白菜、ねぎ、しいたけ、きくらげ、たら、ほたてを入れる。煮上がりに春菊、にんじんを入れてさっと火を通す。

—

しめは、湯がいたうどんを鍋に入れてひと煮立ちさせる。

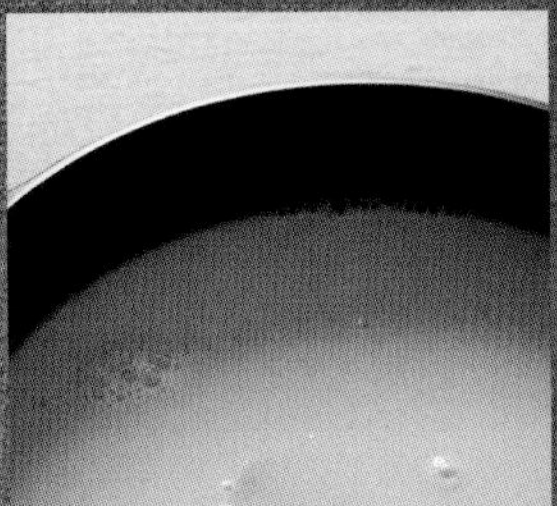

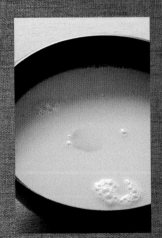

弱った胃腸をいたわるやさしい味のスープ。忘年会シーズンの休肝日にどうぞ。

薬膳アドバイス

たらは脂肪分が1%にも満たない良質なたんぱく食材。しかも豆乳に含まれる大豆イソフラボンは女性ホルモンのような働きをする成分。さらにねぎと生姜は冷えに、春菊やにんじんは美肌に、と女性にはうれしい鍋。たら、ほたてとともに「腎」の機能を助け、いつまでも若々しくいたい女性にも喜ばれます。

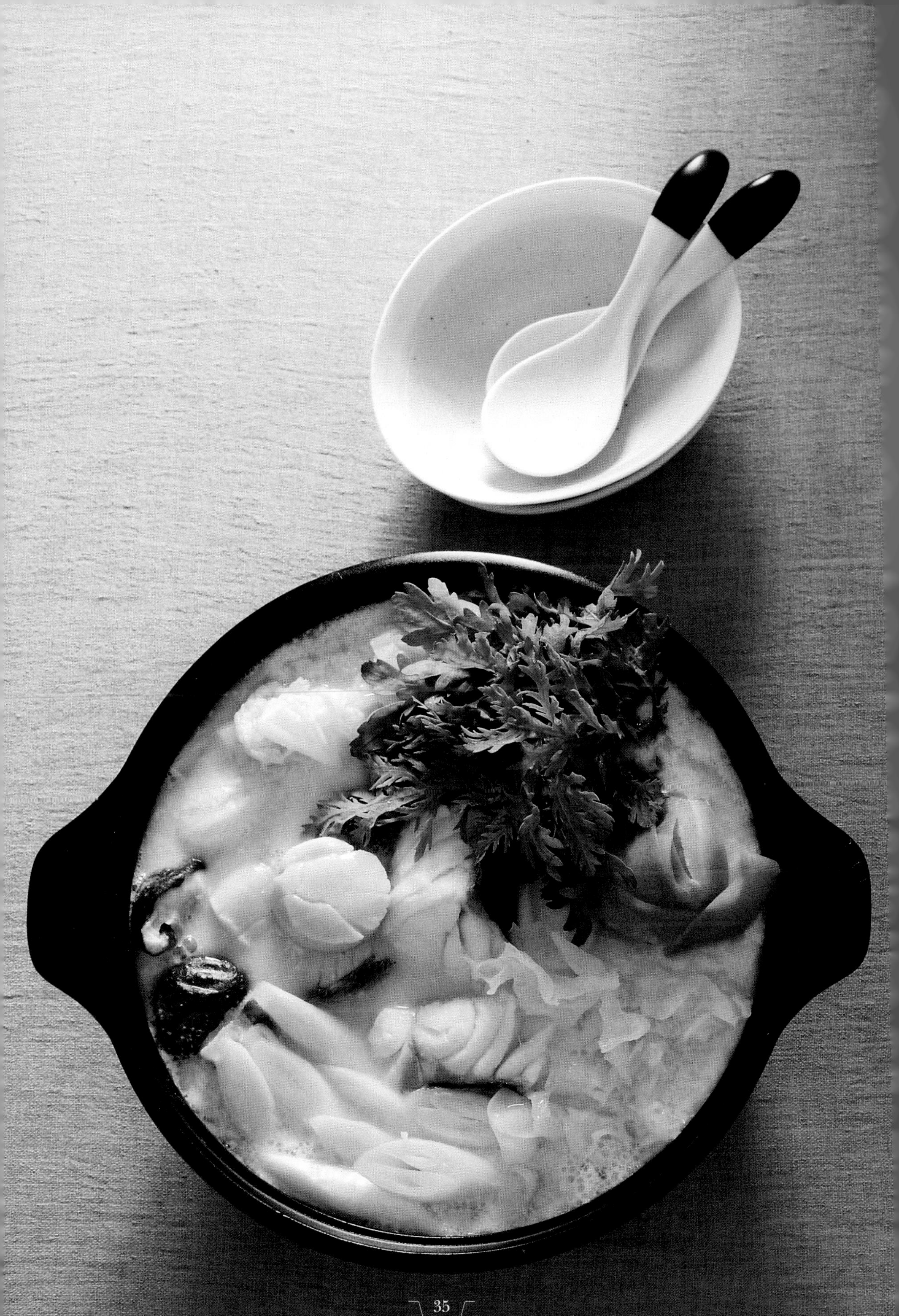

いかチゲ鍋

キムチに豆腐をたっぷり入れた、ピリ辛味がクセになるチゲ鍋。
いかを主役にナンプラーを入れ、ちょっぴりエスニック風に仕上げました。

材料(4人分)

いか――大3杯
木綿豆腐――1丁
白菜――¼株
エリンギ――1パック
にら――2束
キムチ――200g
にんにく――1かけ
ねぎ――1本
ごま油――大さじ2

A
- 水――6カップ
- ナンプラー――大さじ1½
- 酒――大さじ2
- みりん――大さじ2
- しょうゆ――大さじ2
- **粉唐辛子**――小さじ1
- 中華スープのもと――小さじ½

中華麺――2玉

作り方

1. にんにくは薄切り、ねぎは斜め切り、キムチはザク切りにする。
2. いかは胴を輪切り、足は食べやすく切り、豆腐は8等分に切る。エリンギは斜め薄切り、白菜は大きめの短冊切り、にらは4cm長さに切る。
3. 鍋にごま油を熱し、にんにく、ねぎ、キムチを炒める。香りが出たらAの材料を加えて沸かし、煮込み用の鍋に開ける。豆腐、いか、白菜、エリンギを入れて加熱し、煮上がりににらを加える。

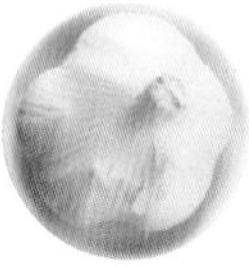

にんにく
コレステロールを抑制して糖尿病を予防するほか、ガン予防、血液サラサラ成分も。

ポイント

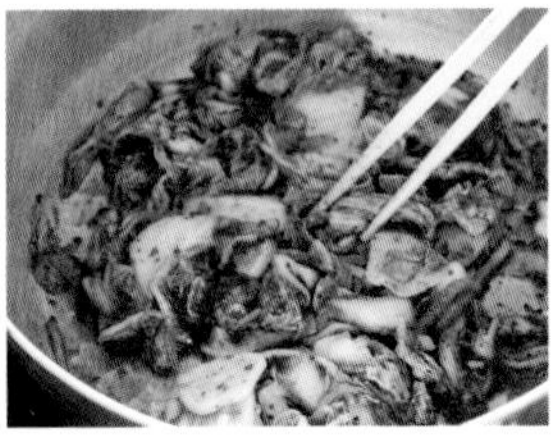

にんにく、ねぎと一緒にキムチは炒めておきましょう。キムチのおいしさが違います。

鍋のしめ

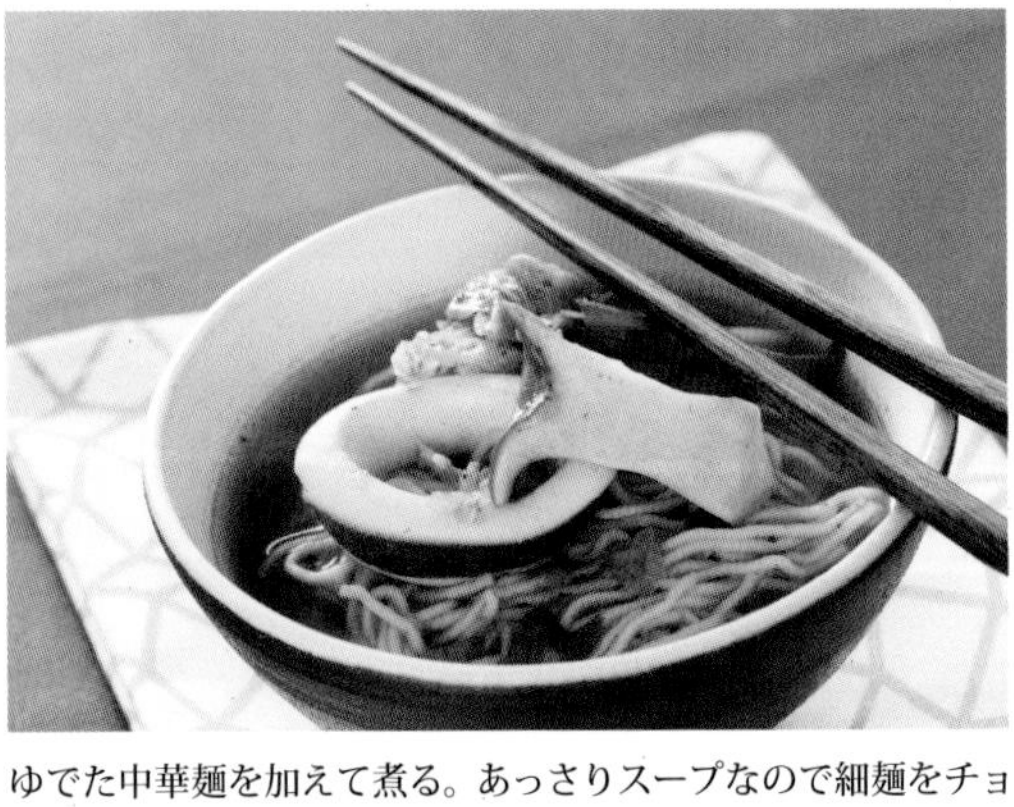

ゆでた中華麺を加えて煮る。あっさりスープなので細麺をチョイスしましょう。

薬膳アドバイス

プリッとした歯ごたえも美味で、栄養価も高いいか。血圧を下げ、肝機能を強化し、糖尿病を予防するタウリンの含有量なら魚介類の中でも屈指です。また「肝」・「腎」の働きを高め、疲労回復や老化予防にも有効。にんにくの疲労回復効果も加わり、スタミナアップが期待できるメニューです。

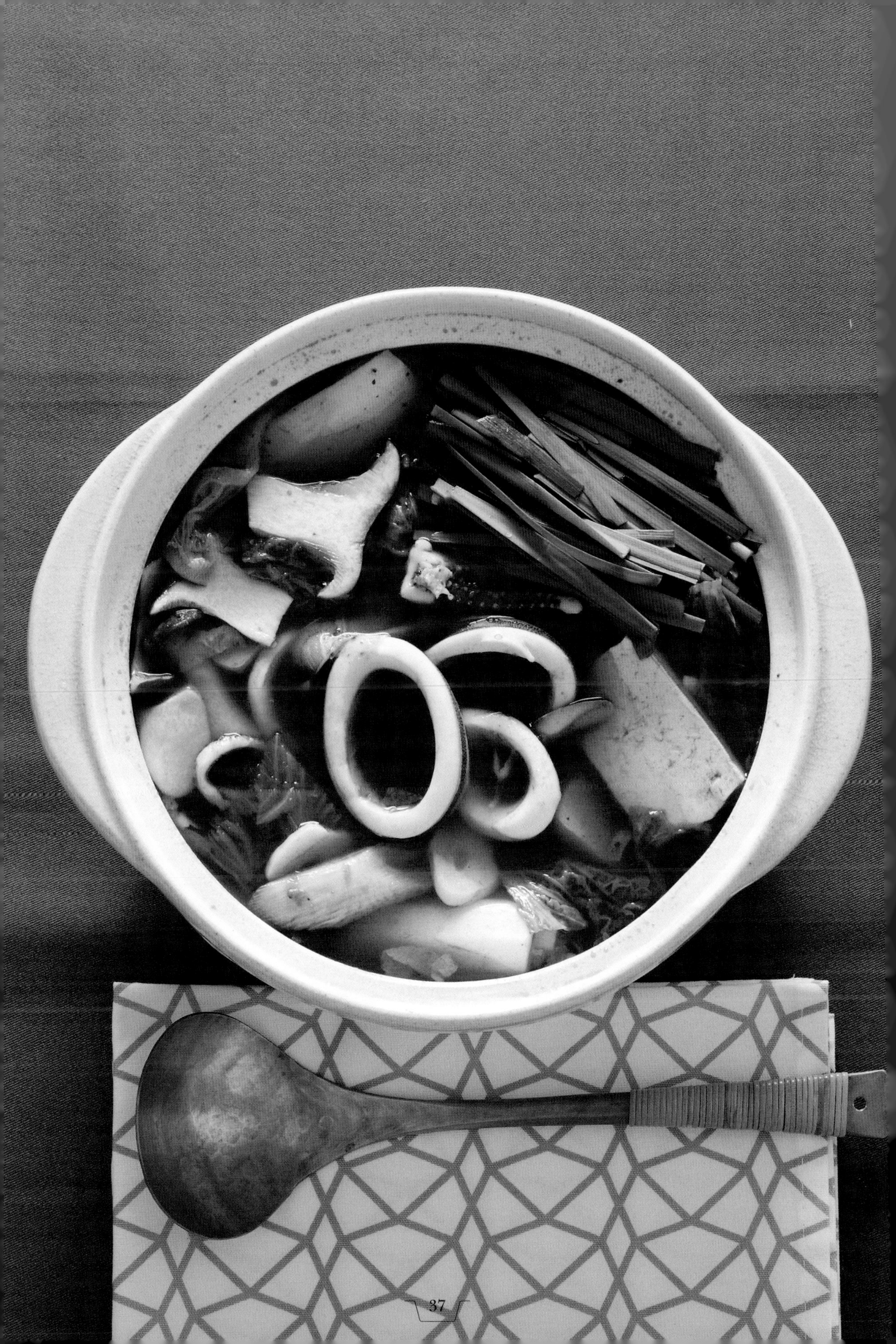

えびワンタン鍋

ミント風味のさわやかなつけダレでいただくエスニック風の鍋。えびワンタンに春雨、ちんげん菜をたっぷり入れました。

材料(4人分)

A
- えび(細かくたたいたむき身)――200g
- ねぎ(みじん切り)――大さじ2
- **生姜汁**――小さじ1
- 塩、**コショウ**――各少々
- 酒――小さじ2
- ごま油――小さじ1

ワンタンの皮――1袋(20〜24枚)
ちんげん菜――2株
ねぎ――1本
たけのこ――1個
春雨――80g
ゆり根――1個
はすの実(半日水につけたもの)――24個
クコの実――大さじ1

水――6カップ
酒――¼カップ
中華スープのもと(顆粒)――小さじ1

B
- **ミント**(みじん切り)――10g
- ナンプラー――大さじ3
- レモン汁――大さじ2
- 砂糖――大さじ2
- 水――大さじ1
- **赤唐辛子**(輪切り)――1本

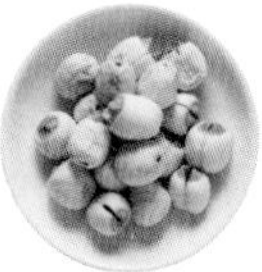

はすの実
消化器を正常に働かせ下痢を止め、メンタル面の不調を整える作用を持つ。

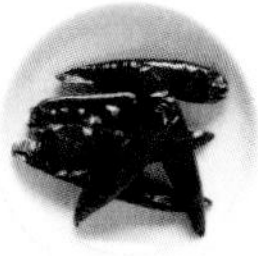

唐辛子
唐辛子は体を温め代謝をあげるためダイエットに有効とされている。

作り方

1. Aを混ぜ、ワンタンの皮で包む。
2. 春雨は熱湯で湯がいて戻し、食べやすい長さに切る。ちんげん菜は4〜5cm長さに切る。ねぎは斜め切り、たけのこは薄切り、ゆり根はほぐして洗い、汚れをこそげ取る。クコの実は洗う。
3. 鍋で水、酒、中華スープのもとを煮立て、**1**、はすの実、**2**の順に入れて煮る。
4. Bを混ぜ合わせタレを作って添える。

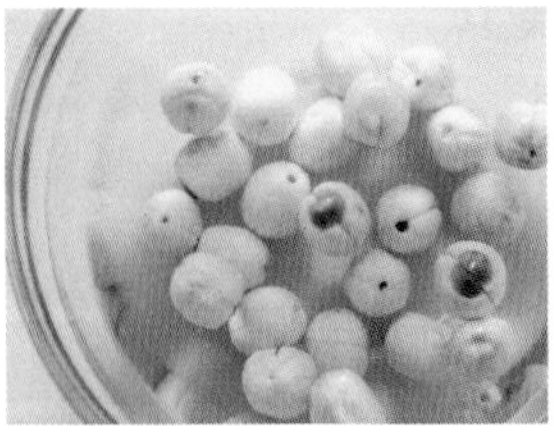

ポイント

はすの実は水に半日つけて戻しましょう。ほどよくホクホクとした食感になります。

薬膳アドバイス

えびは体力、気力をアップさせ、足腰の冷えを感じる人におすすめ。また、ちんげん菜は体にこもった熱をとり、血行をよくします。ゆり根、はすの実の組み合わせは、精神安定の効果があり、イライラ、不眠に最適。しかもアンチエイジングも期待できます。つけダレのミントにはリラックスさせてくれる働きも。

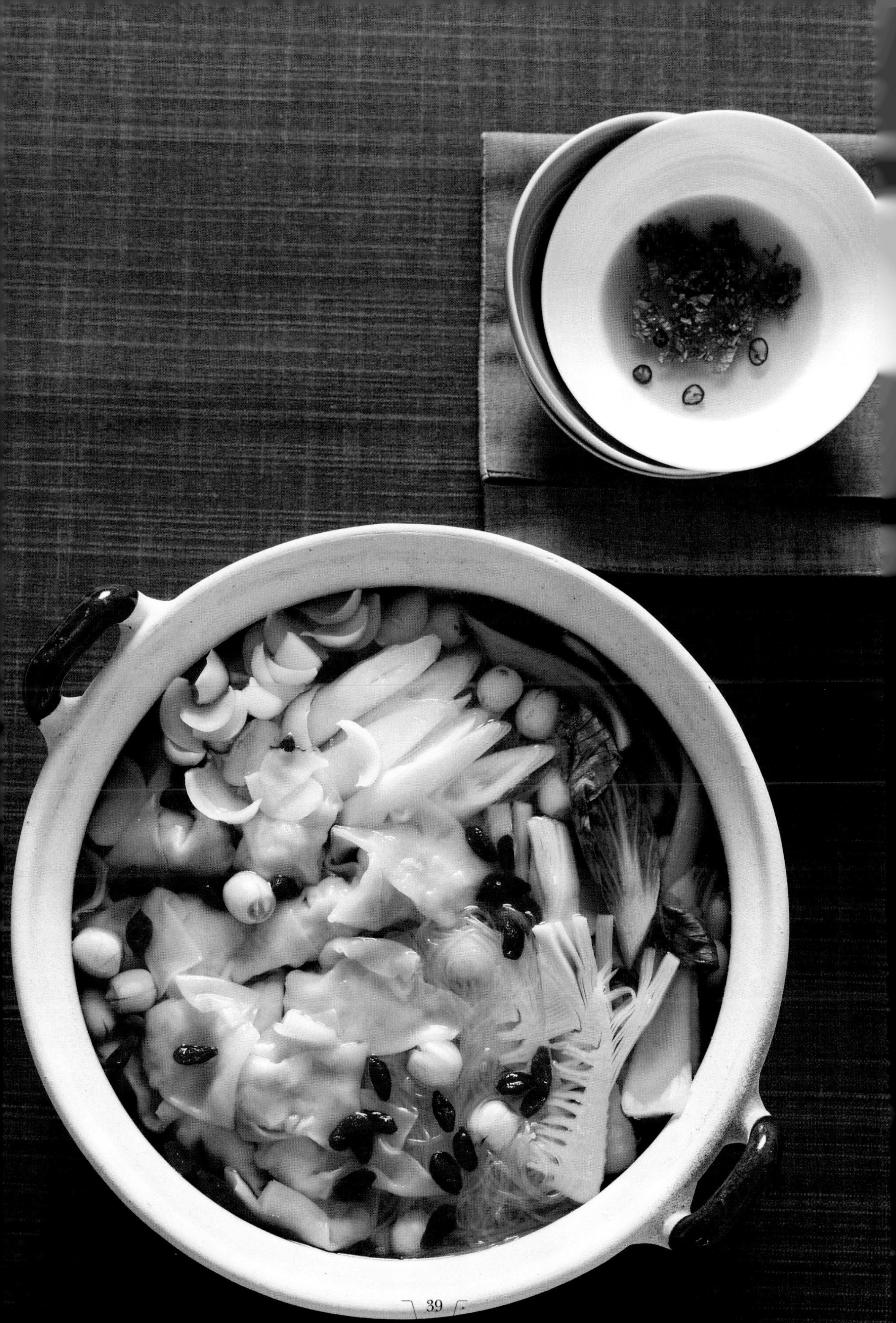

ねぎま鍋

こっくり風味のみりんしょうゆ味でいただく和鍋の定番、ねぎま鍋。まぐろとねぎのほか、きくらげに生姜や春菊をたっぷり入れて薬膳なべに。

材料(4人分)

まぐろ赤身——400g
ねぎ——2本
みつ葉——1袋
豆腐——1丁
黒きくらげ——8個
生姜——1かけ
春菊——1袋

A
- だし汁——5カップ
- みりん——大さじ2
- しょうゆ——大さじ3
- 酒——大さじ2
- 薄口しょうゆ——大さじ2

ご飯——300g(茶碗2杯分)

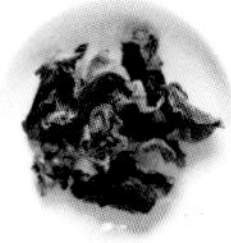

黒きくらげ
鉄分をはじめとするミネラル分に恵まれた薬膳素材。血液浄化作用で動脈硬化や高血圧も予防。

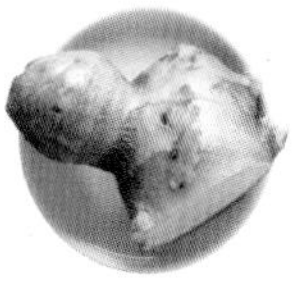

生姜
寿司にガリが添えられるのはすぐれた殺菌作用が生姜にあるため。胃腸の機能を高める作用も。

作り方

1. まぐろはそぎ切りにし、ねぎ、みつ葉は3cm長さに切り、生姜は千切り、豆腐は8等分に切る。春菊は葉を摘み、きくらげは水で戻し石づきを取る。
2. ご飯は小さめの丸いおにぎりにし、グリルで焼く。
3. 鍋にAの材料を入れて煮立たせ、まぐろ、ねぎ、豆腐、生姜、きくらげを入れて加熱し、煮上がりにみつ葉、春菊を加え、火を止める。

鍋のしめ

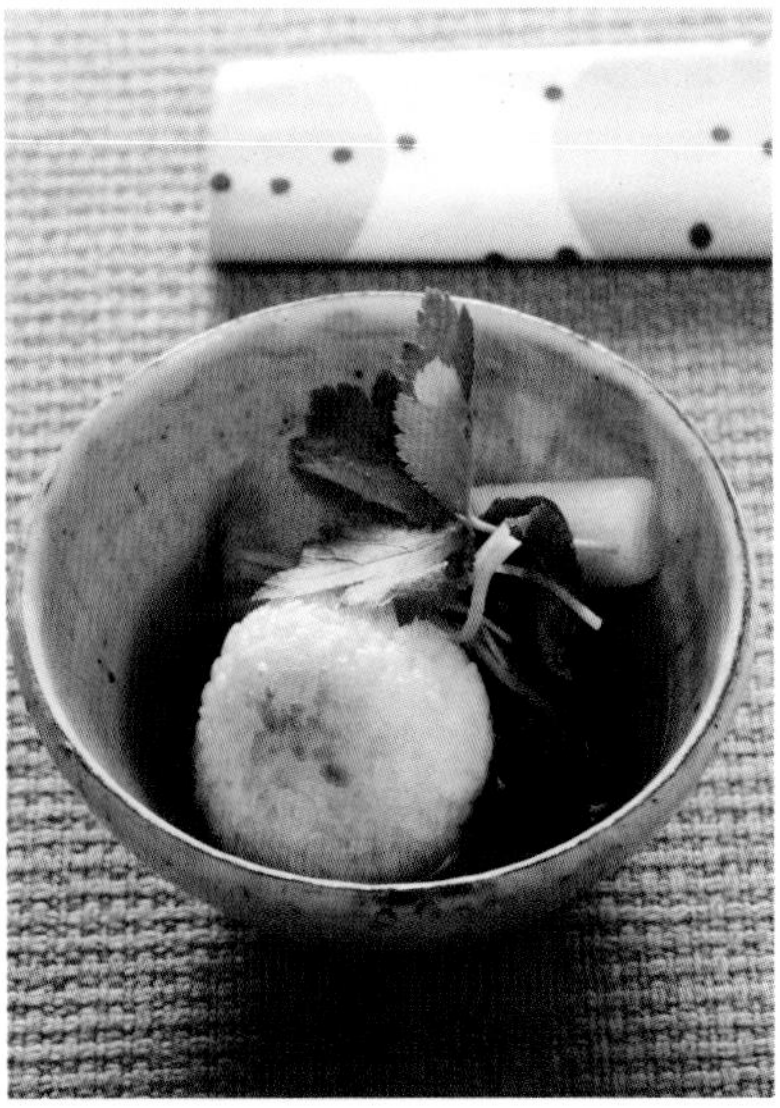

2の焼きおむすびをさっと煮て。お雑煮感覚でいただけるしめごはんです。

薬膳アドバイス

DHAが豊富なことで知られるまぐろですが、脂身に多い成分で赤身には含まれません。しかしまぐろの赤身は、脂肪分がほとんどない上に鉄分が豊富で貧血、虚弱体質を改善するだけでなく、血を補う働きがあり肌つやをよくする効果も期待できます。鉄分の吸収率アップに不可欠な動物性たんぱく質もたっぷり。

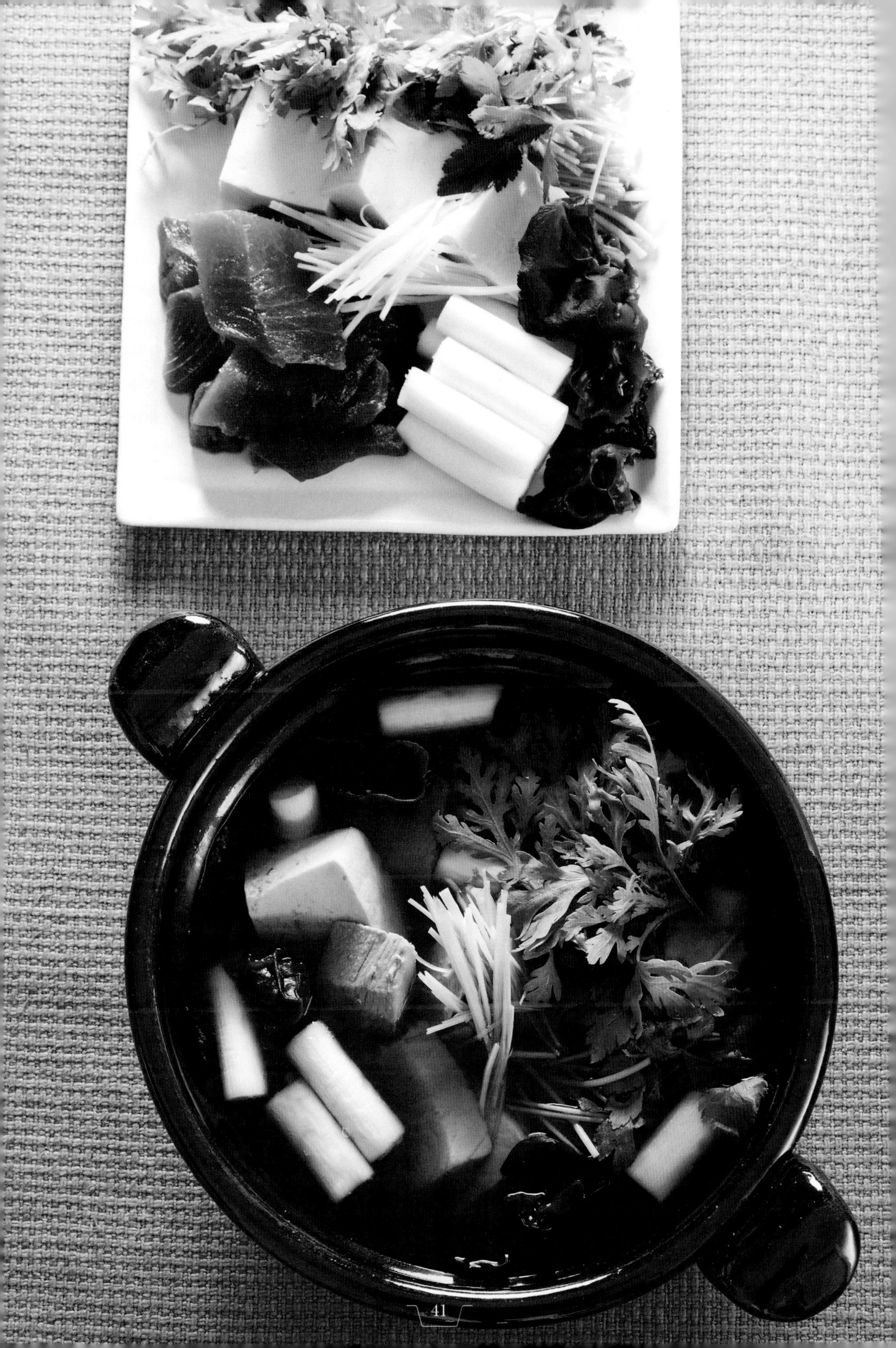

ブイヤベース

海鮮類を堪能したいときにはこれ。いつものブイヤベースにゆり根をプラスしたら、おいしい薬膳なべに早変わり。歯ごたえあるパプリカやセロリもいっしょにどうぞ。

材料(4人分)

白身魚——4切れ
塩、**コショウ**——各少々

あさり——300g
えび——12尾
パプリカ——1個
セロリ——½本
たまねぎ——1個
ゆり根——1個

トマト——1個
にんにく——1かけ
オリーブオイル——大さじ2
白ワイン——¼カップ
ぬるま湯——6カップ
サフラン——小さじ1
塩——小さじ2
コショウ——少々
ローリエ——1枚

ご飯——適量(2杯分)

作り方

1. ぬるま湯にサフランを入れて色を出す。
2. 魚は半分に切り塩、コショウをし、あさりは殻をよく洗い、えびは背わたを取る。
3. たまねぎ、パプリカ、すじをとったセロリは角切りに、にんにく、トマトはみじん切り、ゆり根はほぐして洗い、汚れはこそぎ取る。
4. 鍋にオリーブオイル、にんにくを入れて火にかけ、香りが出たらたまねぎを加えてしんなりするまで炒め、セロリ、トマトを加えさらに炒める。パプリカを加えて炒めたら、ワインを注ぎ沸騰させ、**1**、ローリエ、塩、コショウを加え、沸騰後弱火で5分煮る。あさり、魚、えび、ゆり根を加え、さらに10〜15分煮る。

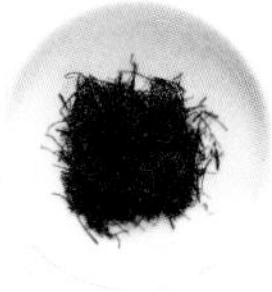

サフラン
生理痛、更年期障害、頭痛、あるいは不眠、ストレス、神経症の改善など女性の力強い味方。

ポイント

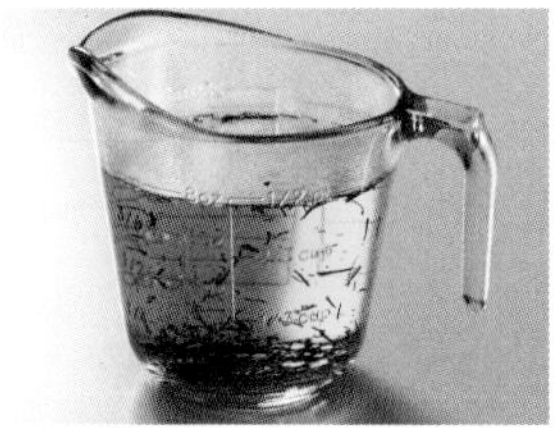

サフランはぬるま湯に10分くらいつけておきましょう。調理開始直前に仕込むのがちょうどいいタイミング。

鍋のしめ

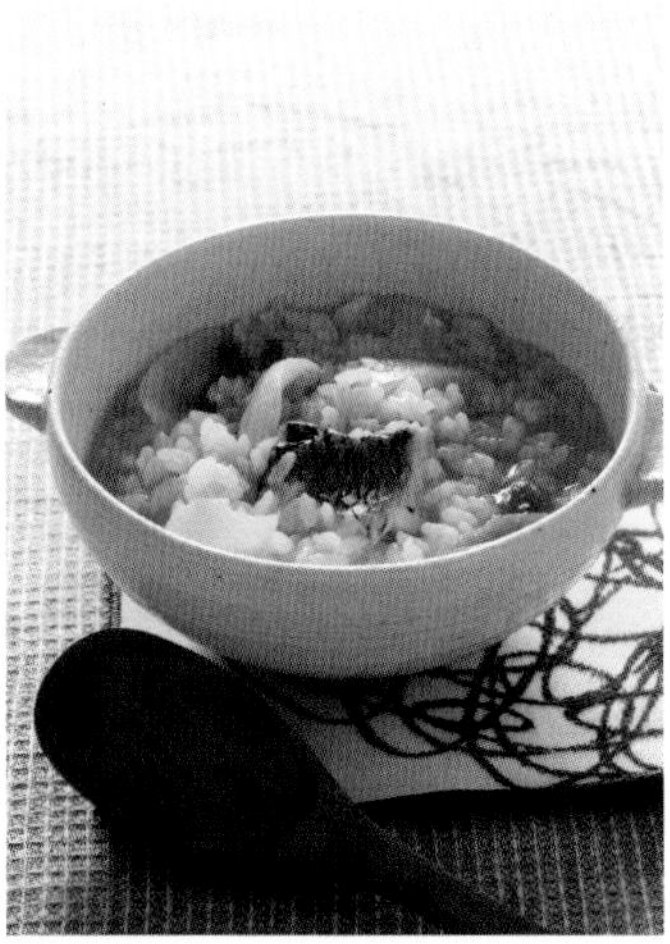

ご飯適量を入れて煮込み、塩、コショウで味をととのえる。お米のひと粒ずつにまでスープのうまみがしみ込んだリゾット風のしめ。

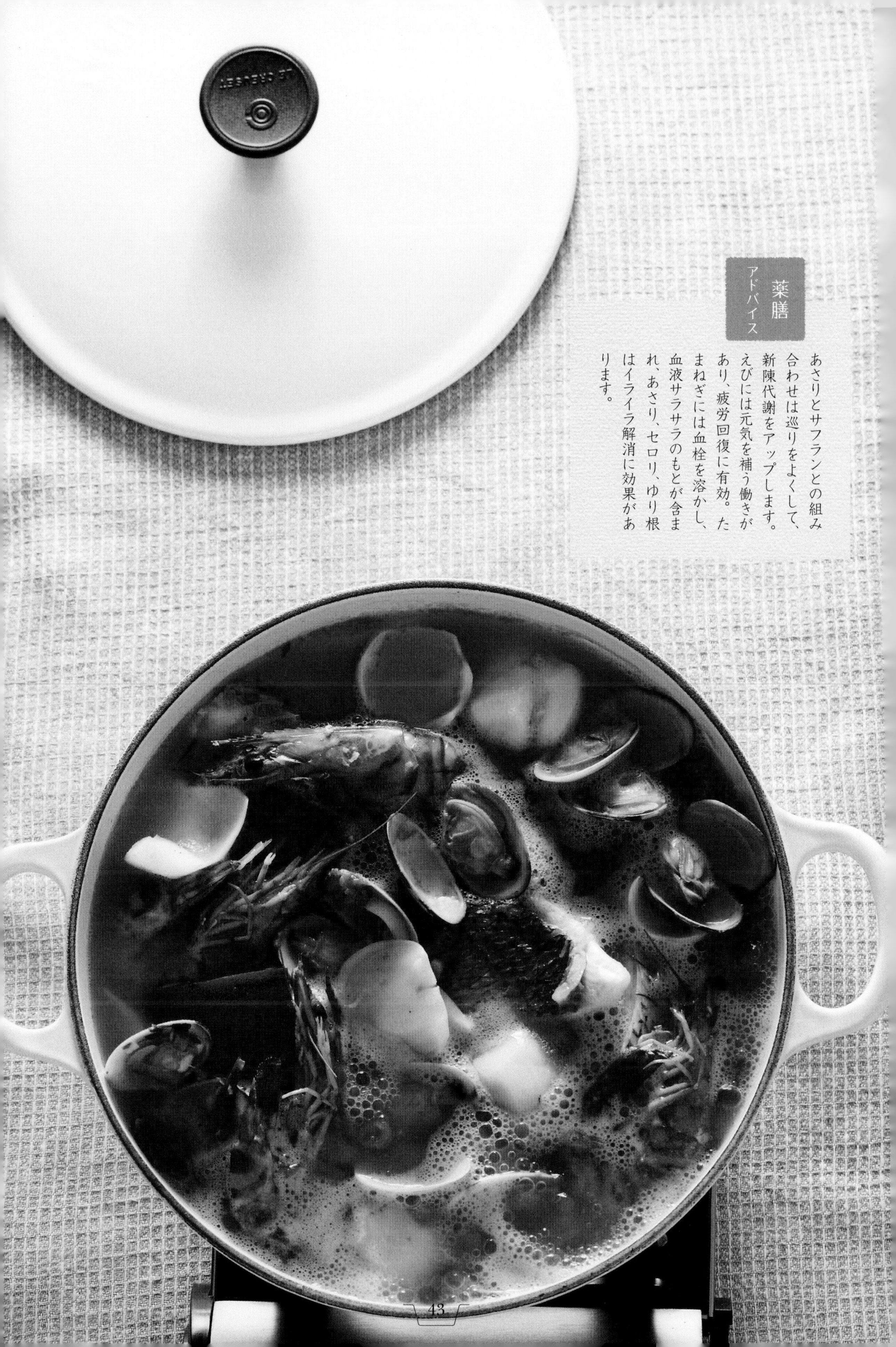

薬膳アドバイス

あさりとサフランとの組み合わせは巡りをよくして、新陳代謝をアップします。えびには元気を補う働きがあり、疲労回復に有効。たまねぎには血栓を溶かし、血液サラサラのもとが含まれ、あさり、セロリ、ゆり根はイライラ解消に効果があります。

菊入り湯豆腐

いつものシンプル湯豆腐が華やか薬膳なべに大変身！ 目に麗しく栄養価アップもデトックスも期待でき、うれしいおまけがいっぱいです。

材料(4人分)
木綿豆腐——2丁
春菊——½袋
ねぎ——2本
ゆり根——1個
菊の花——8個

水——6カップ
だし昆布——10cm

しょうゆ——½カップ
みりん——大さじ2
削りぶし——4g

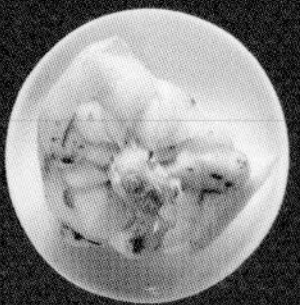

ゆり根
イライラや緊張など精神的に不安定な状態を緩和。収穫まで3年を要する貴重な薬膳素材。

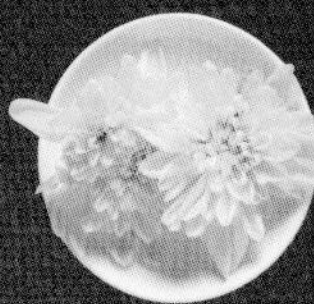

菊の花
鎮痛・解熱・解毒作用があり眼精疲労や目の充血、頭痛、のどの痛みなどを抑える効果を持つ。

作り方

菊の花5個の花びらを摘み、少量の酢を入れた湯でさっとゆでる。残りは生のまま使う。ゆり根はほぐして洗い、汚れた部分はこそぎ取る。春菊は葉を摘む。ねぎは斜め切り、豆腐は8等分に切る。

鍋にしょうゆ、みりん、削りぶしを入れてひと煮立ちさせ、こし網などでこしてタレを作る。

鍋に水、昆布を入れて煮立たせ、豆腐、野菜を入れて加熱し、仕上がりに**1**でゆでた菊の花を入れ、火を止めたら生の菊の花びらを散らす。

薬膳アドバイス

具材がシンプルで栄養面でも期待できそうな湯豆腐ですが、薬膳ともなるとひと味違います。潤す作用のある豆腐、ゆり根がエイジングケアに。また気の巡りをよくする春菊に、菊の花のデトックスパワーも加わり、美しくありたい女性に喜ばれるヘルシーな鍋です。

Column

本当は身近な生薬1
「スパイス」

コショウ、ミント、ナツメグ……漢方生薬にスパイスが多いことに気がつきましたか？ 生姜など、その最たる例ではないでしょうか。スパイスは「薬味」ともいわれますが、毒消しや健胃作用があることから、「薬」として料理に添えられるようになりました。シナモン、フェンネル、クローブ、陳皮など多くのスパイスが胃腸薬の原料としても使われています。

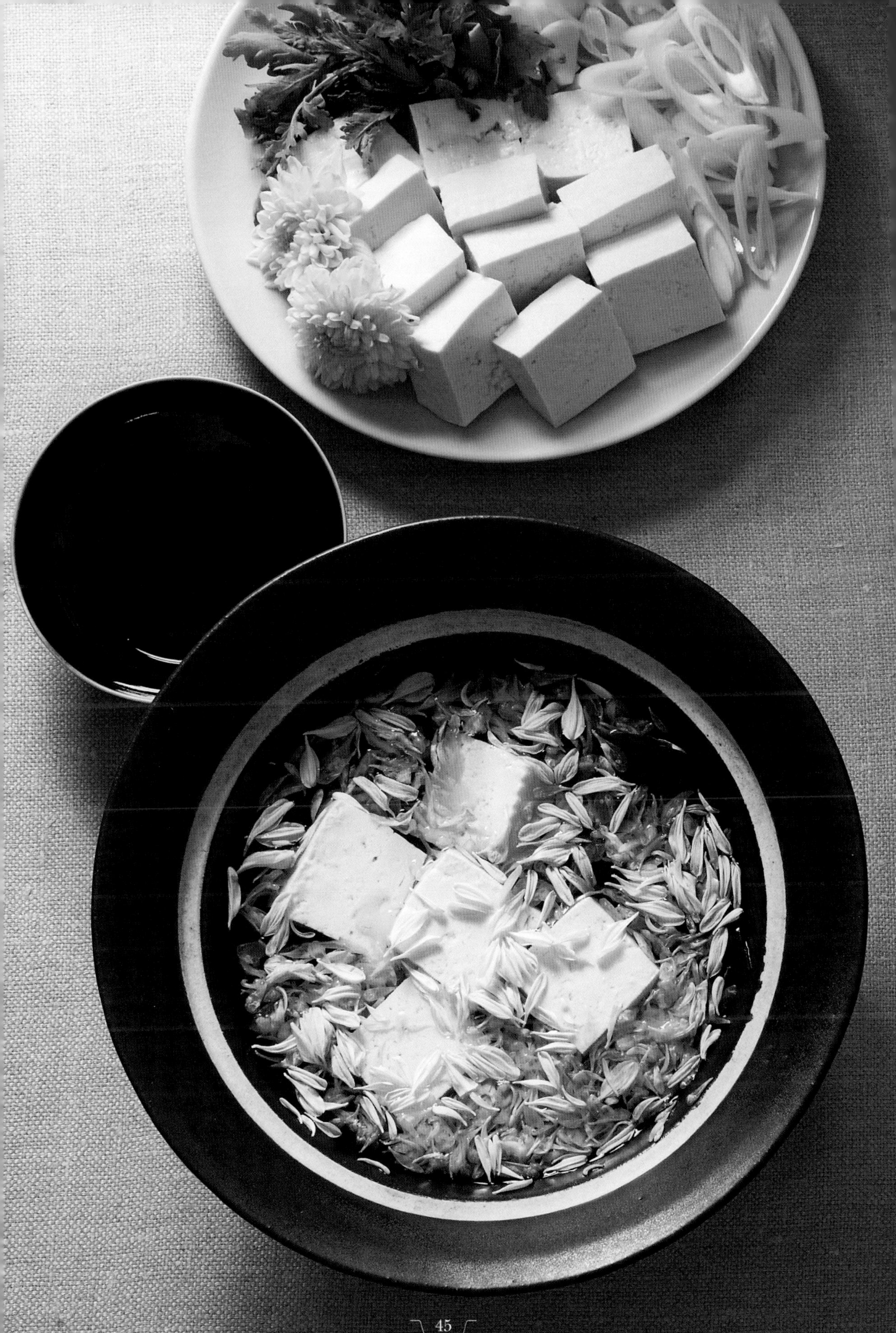

山いも団子入りきのこ鍋

滋養強壮の王者山いもを、きのことたっぷりといただく、みりんしょうゆ味の鍋。きくらげや金針菜をプラスして、さらなるパワフル薬膳なべに仕上げました。

材料(4人分)

山いも——300g
片栗粉——大さじ1

しいたけ——4個
舞茸——1パック
しめじ——1パック
油揚げ——2枚
金針菜——30g
黒きくらげ——8個

だし汁——6カップ
みりん——大さじ3
しょうゆ——大さじ4
塩——少々

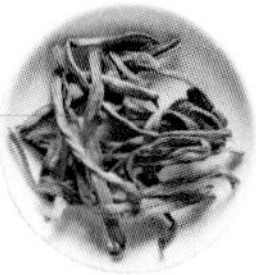

金針菜
眠りのリズムを整える。また忘夏草とも呼ばれ不安解消にもよい、とされている。

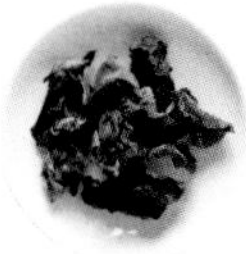

黒きくらげ
鉄分を多量に含む貧血対策に食べたい薬膳素材。ビタミンCと一緒に摂取すれば吸収率もアップ。

作り方

1. 金針菜はもみ洗いして水につけて戻し、硬い部分は切り落とす。きくらげも水で戻し石づきを落とす。しいたけは石づきを落としてから半分に切り、舞茸は小房に分け、しめじは石づきを切り落とし小房に分ける。

2. 油揚げは熱湯をかけて食べやすく切り、山いもはすりおろし、片栗粉を混ぜ合わせる。

3. 鍋にだし汁、みりん、しょうゆ、塩を入れ、沸いたら油揚げ、金針菜、きのこを入れて煮立て、**2**の山いもをスプーンで落とし入れて2〜3分煮る。

ポイント

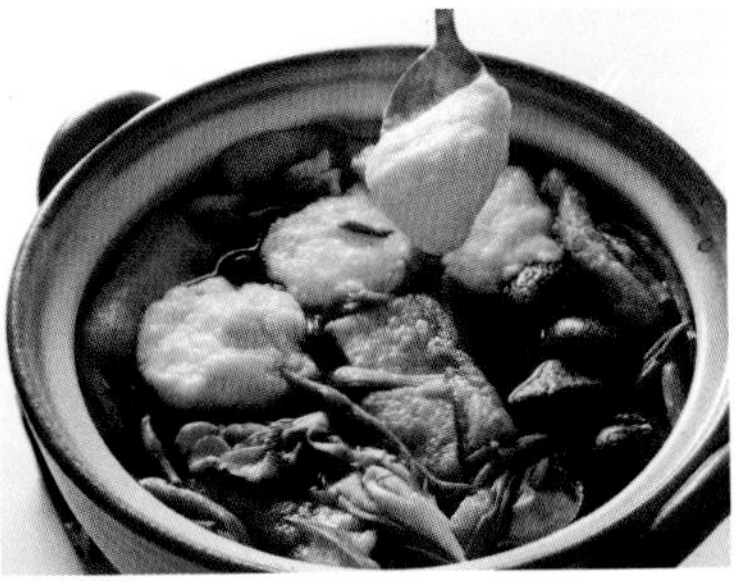

山いものふわっとした舌触りを活かすには、最後に入れることがポイント。大きめのひと口サイズなら食べやすく、外はもっちり、中はふんわりの食感に。

薬膳アドバイス

低カロリーで食物繊維が豊富。ヘルシーなきのこがたっぷり入った鍋です。黒きくらげや金針菜は鉄分が豊富で、とりわけ造血作用にすぐれた食材。金針菜は「気・血・水」すべての巡りをよくし、むくみや婦人科系の悩みにも効果あり。便秘、貧血で悩む女性にとって心強いメニューです。

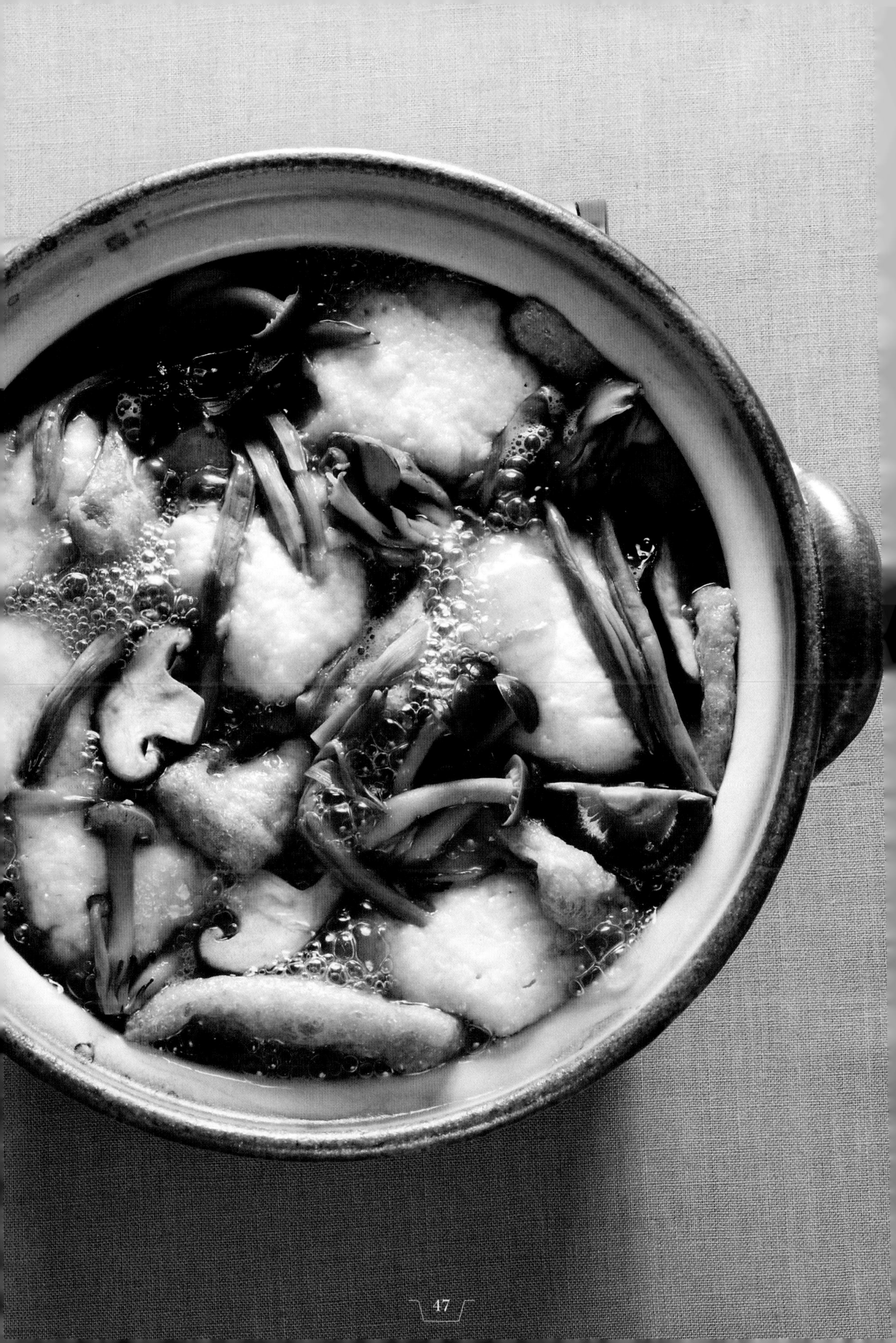

野菜しゃぶしゃぶ　くるみ味噌ダレ

彩り豊かな野菜を個性あるくるみ味噌ダレでいただく、薬膳野菜しゃぶしゃぶ。栄養価満点で胃にもやさしい滋養メニューです。温野菜をたっぷり食べたいときにぜひ。

材料(4人分)

レタス――½玉
にら――1束
ほうれん草――1束
豆苗――1パック
えのき――1袋
ねぎ――2本
白きくらげ――4個
プチトマト――8個
生ゆば――100g

水――6カップ
だし昆布――10cm
生姜(薄切り)――1かけ
酒――¼カップ
ナツメ――4個
陳皮――少々

くるみ――30g
松の実――大さじ3
味噌――大さじ3
砂糖――大さじ1½
しょうゆ――大さじ1½
酒――小さじ2

おもち――4〜8個

作り方

1. 沸騰した湯で5分ほどゆでて渋皮をむいたくるみと、炒った松の実をすり鉢ですりつぶし、味噌、砂糖、酒、しょうゆを加えながらすり混ぜ、タレを作る。

2. レタスは大きめにちぎり、にら、ほうれん草は4cm長さに切る。豆苗は根元を切り落とし、えのきは根元を切ってほぐし、ねぎは斜め薄切りにして水にさらし、水けをきる。きくらげは水で戻し石づきを取る。トマトはヘタを取り、生ゆばは食べやすい大きさに切る。

3. 鍋に分量の水、昆布を入れて火にかけ、煮立ったら昆布を取り出し、酒、陳皮、ナツメ、生姜を入れてひと煮立ちさせる。器に取り分けた**1**を煮汁で溶いてつけダレにし、**2**の野菜をしゃぶしゃぶに。

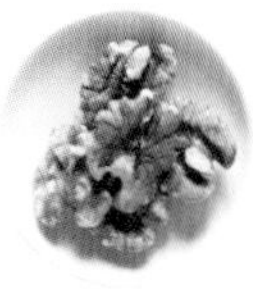

くるみ
便秘解消のほか精力減退、産後の体力回復やバストアップに効き目を発揮する抗老化食材。

白きくらげ
きのこ類の中でも食物繊維の多さは抜群。便秘解消にはもちろん、生理不順やのどの痛みにも。

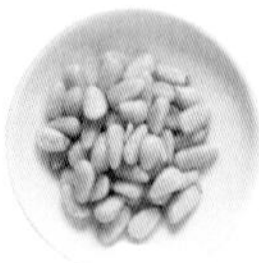

松の実
腸をすっきりさせる解毒作用に加え、皮膚に潤いを与え精力を養う不老長寿&若返りの食材。

鍋のしめ

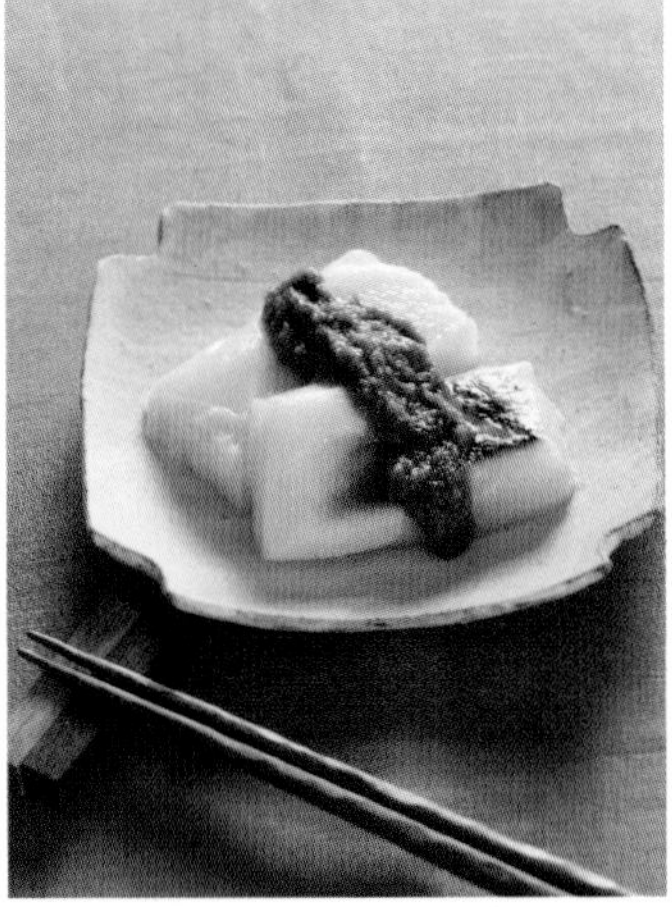

焼いたおもちを鍋に入れて、**1**のタレをまぶして。くるみの濃厚な風味とコクは、おもちとの相性抜群！

ポイント

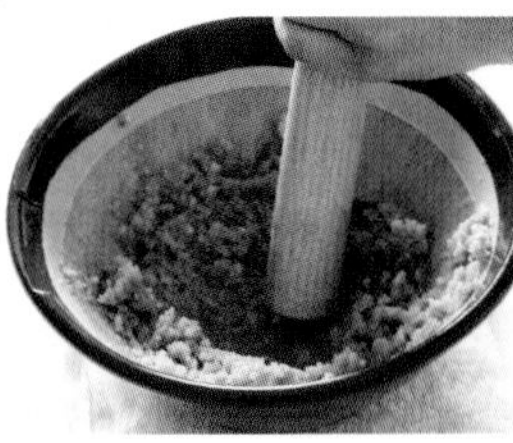

なめらかな舌触りがお好みなら、くるみの粒がなくなるまでよくすりつぶして。

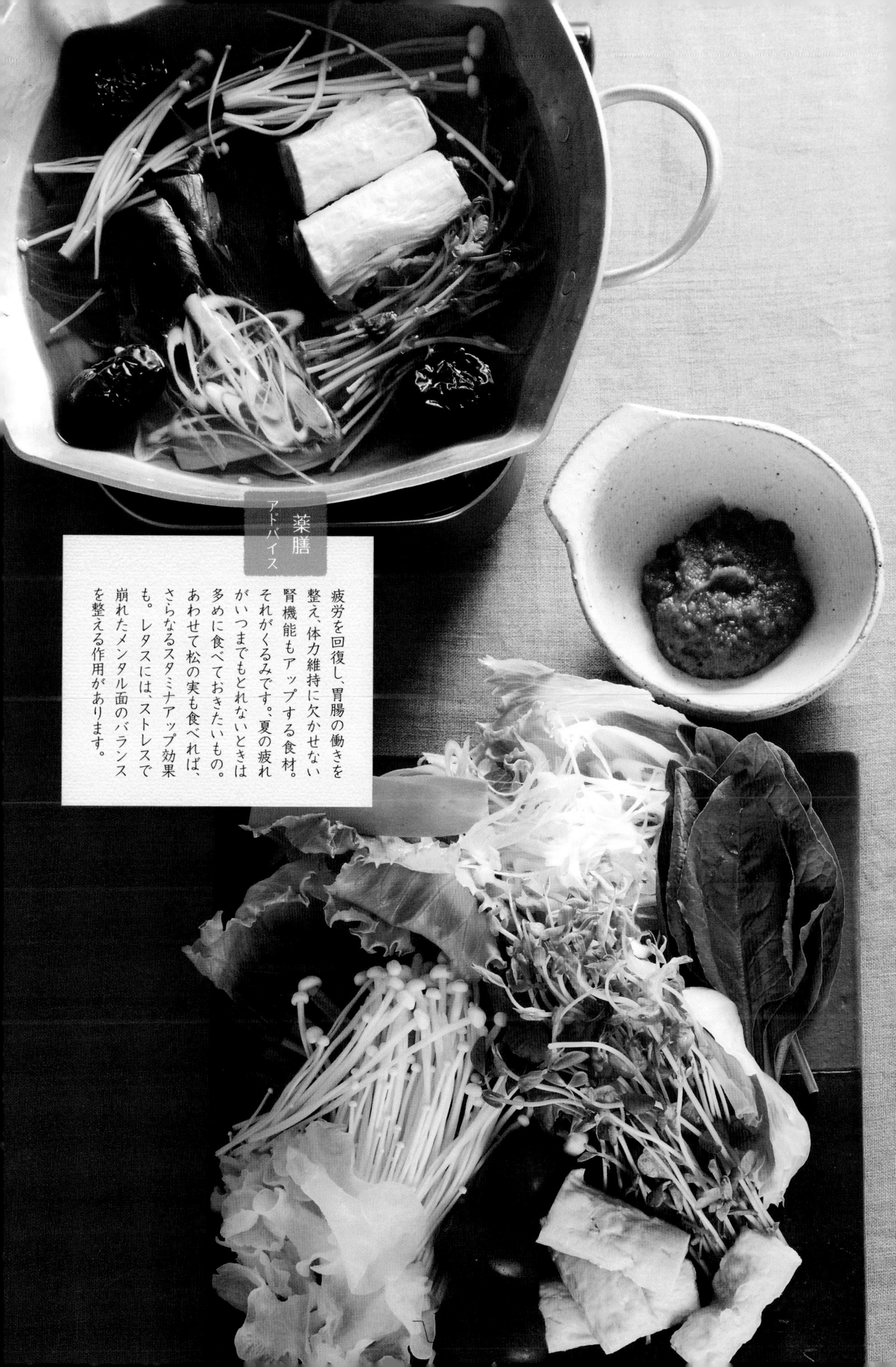

薬膳アドバイス

疲労を回復し、胃腸の働きを整え、体力維持に欠かせない腎機能もアップする食材。それがくるみです。夏の疲れがいつまでもとれないときは多めに食べておきたいもの。あわせて松の実も食べれば、さらなるスタミナアップ効果も。レタスには、ストレスで崩れたメンタル面のバランスを整える作用があります。

キャベツとあさりの蒸し煮鍋

あさりと豚肉のうまみが凝縮されたキャベツのおいしさを、生姜たっぷりのポン酢で味わって。散らしたクコの実の鮮やかな赤さ、ほどよい甘酸っぱさも食欲をそそります。

材料(4人分)

キャベツ――½玉
あさり――300g
豚しゃぶしゃぶ用肉――200g
塩、**コショウ**――各少々
酒――¼カップ
水――½カップ
クコの実――大さじ1

ポン酢しょうゆ――大さじ8
生姜――1かけ

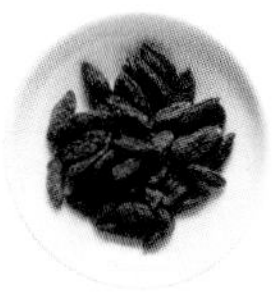

クコの実
赤色のもとは強力な抗酸化作用を持つβカロテン。肌質アップ成分も含む女性にうれしい食材。

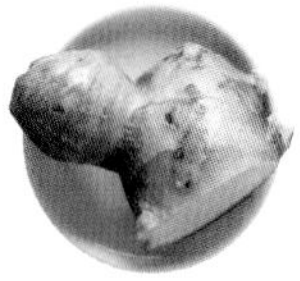

生姜
強心作用のある生姜は疲労回復のサポート役。アレルギーを抑え、筋肉のコリもほぐす。

作り方

1. キャベツは大きめに切る。豚肉は塩、コショウをし、クコの実は洗い、あさりは殻をよく洗う。
2. 鍋にキャベツを立てて敷き詰め、間に豚肉を挟み、あさり、クコの実を散らし、水、酒を混ぜ合わせ具材にまわしかけて蓋をし、火にかける。沸騰後弱火にし、15分ほど蒸し煮にする。
3. 生姜をおろしポン酢しょうゆと混ぜ合わせる。

薬膳アドバイス

キャベツのビタミンCは、硬い芯の部分ほど多く含まれています。煮込み時間が長いこのレシピでは、硬い芯もすべて食べ尽くしが可能です。ビタミン、ミネラルが豊富なあさりは、血行をよくし、水分代謝もアップ。豚肉は精力を高め滋養強壮に。ともにスタミナアップの源です。

Column

本当は身近な生薬 2
「野菜」

漢方薬の材料が生薬です。生薬には動物、昆虫、さらには鉱物まで含まれ、394種にも上ります。その中でもっとも多いのが薬草類で278種。この中には普段「野菜」として食べられている、シソ、生姜、きくらげも含まれています。「薬食同源」という言葉があるように、実は野菜にもすぐれた薬効があるのです。食べ続けることで、薬膳素材のように体にも美容にも効果をもたらす。それが野菜です。

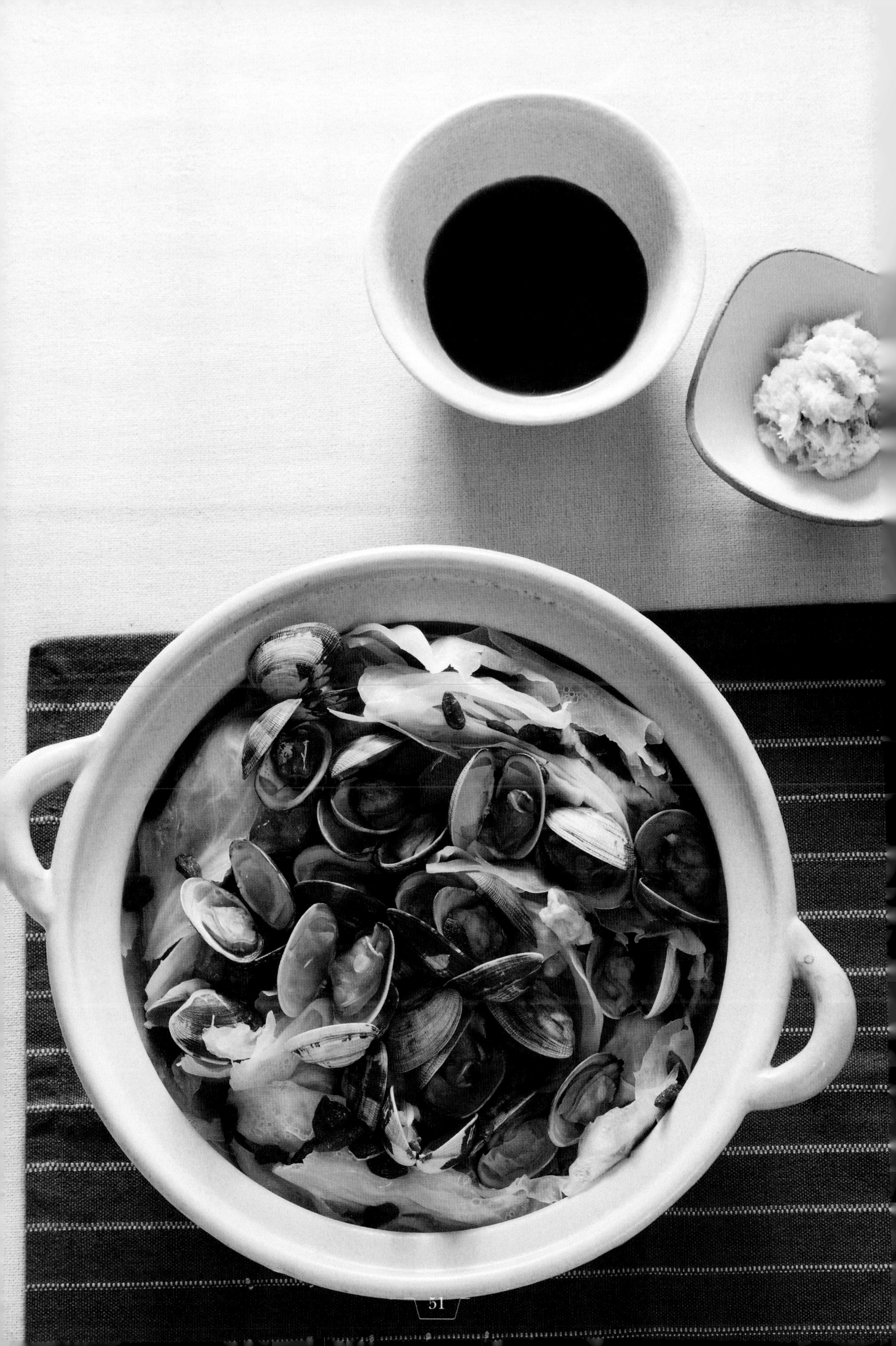

雪鍋

大根おろしを薄いだし汁のやさしいスープでいただく雪鍋は、野菜もたっぷり。栄養価満点の牡蠣、ぎんなんを入れれば元気チャージにも役立ちます。

材料(4人分)

白菜——¼株
ねぎ——2本
水菜——1袋
えのき——1袋
牡蠣——300g
金目鯛——4切れ
大根おろし——300g
ぎんなん——20個

だし汁——6カップ
酒——¼カップ
塩——小さじ2
薄口しょうゆ——大さじ1

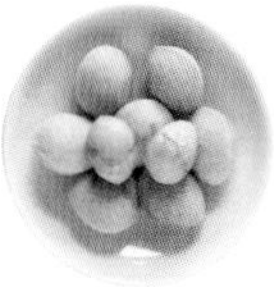

ぎんなん

男性のたくましさに欠かせない強壮・強精成分や肺を温め呼吸器のトラブルを解消する働きも。

作り方

1. 白菜は大きめの短冊切り、ねぎは斜め切り、えのきは根元を切ってほぐす。
2. ぎんなんは鬼皮をむき、湯を沸かした鍋に入れ、お玉の底で転がしながら5分ほどゆで、水にさらし薄皮をむく。
3. 牡蠣は洗う。金目鯛はひと口大に切り、熱湯をかける。
4. 鍋にだし汁、調味料を入れて煮立て、**1**、金目鯛を入れて加熱し、牡蠣、4cm長さに切った水菜、大根おろし、ぎんなんを入れて、さっと煮る。

薬膳アドバイス

大根は弱った胃に活力を与える食材ですが、とりわけ大根おろしにすると、その効果がグンと増します。白菜には、水分代謝を高めむくみを解消するカリウムが豊富。大根、白菜、水菜は体を冷やす食材でもあるので、冷えの気になる方はねぎを多めに入れたり、生姜をプラスしてもいいです。

Column

季節ものの素材が手に入らない場合は？

旬がしっかりとある食材は旬を外すと手に入れにくいもの。野菜などは、栽培技術の向上や南北に長い日本の気候差もあって、旬がわからなくなるほど年中店頭に並んでいますが、海産物、とりわけ貝類は話が別。秋〜冬が旬の牡蠣は、夏場には養殖物さえ手に入りません。その場合は、年中手に入りやすいほたてで代用してみては？　味・食感・食べ応えも牡蠣の代用品としてぴったりです。

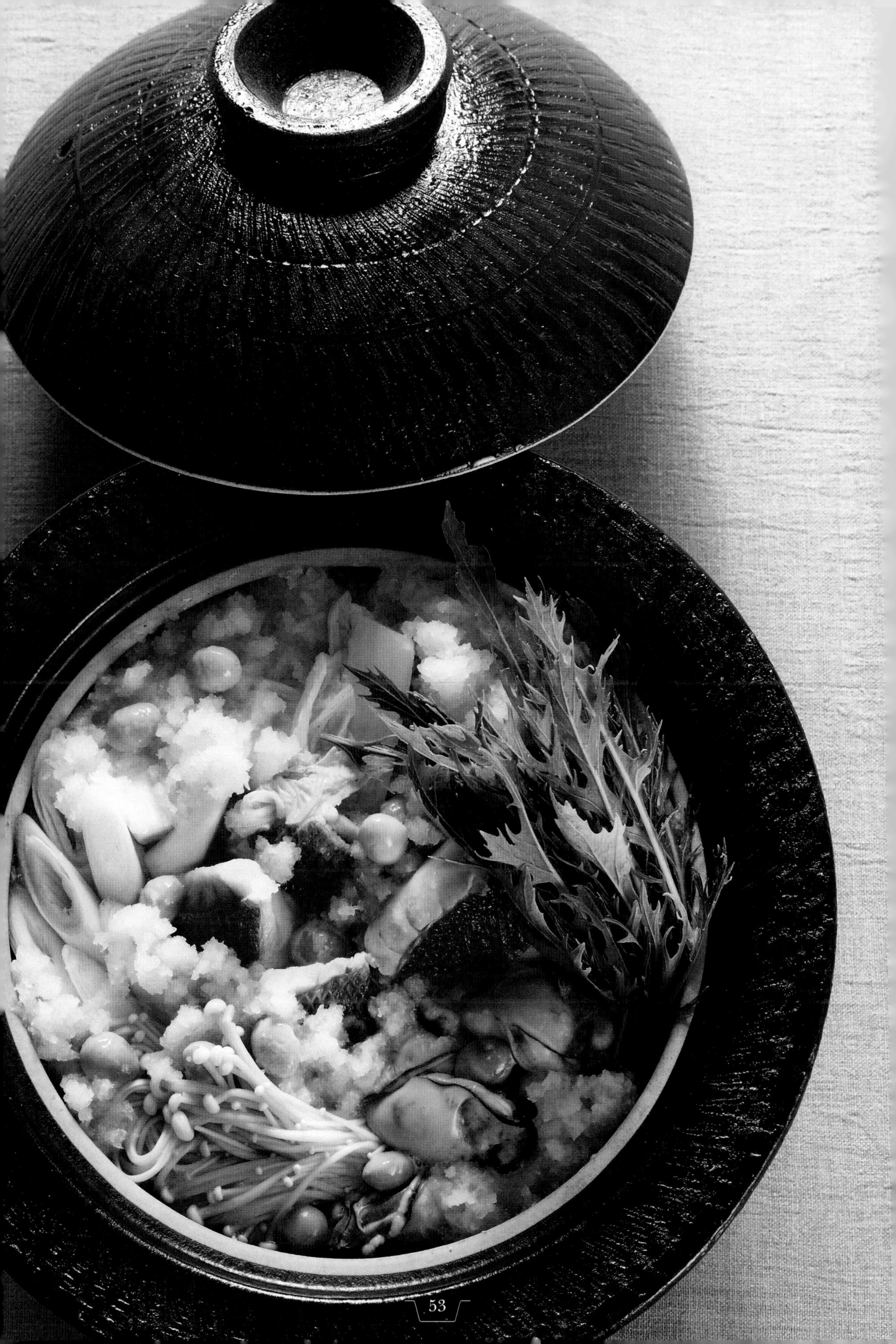

Part1

チェックリストで診断 あなたにピッタリの食材はこれ!

おいしく食べてキレイに! 元気に!!薬膳なべはいいことずくめです。
まずは自分の体質を知って毎日の食事に活かしましょう。

チェックリストの使い方
①1〜5のカテゴリーの項目で当てはまるものに☑をつけます。
②すべてのカテゴリーでチェックが済んだら、各カテゴリーごとのチェックの数をかぞえます。
③チェックした項目がもっとも多かったカテゴリーがあなたの体質。体質別の不調&弱点克服におすすめの食材を確認して積極的に食べましょう。

Category.1

□ イライラして怒りっぽい
□ なんとなく落ち着かない
□ 気分がふさぐ
□ 一度眠っても、よく目覚める
□ いやな夢をみる
□ 寝起きが悪く、体がだるい
□ 胸のあたりが張って苦しい
□ 頭痛が起こりやすい
□ 目が疲れやすい
□ 目が充血している
□ めまいを起こしやすい
□ 食欲がない
□ 肩こりがひどい
□ 生理不順、生理痛がある

チェックした項目　　　点

Category.2

□ わけもなく不安になることが多い
□ 怒りっぽい
□ 胸に圧迫感がある
□ 体がだるい、気力がない
□ 眠れない、イヤな夢をよくみる
□ 動悸、息切れがする
□ 不整脈がある
□ 頬が赤っぽい
□ 異常に汗をかく
□ 口が渇きやすい
□ のぼせることがよくある
□ めまいを起こしやすい
□ 物忘れをしやすい
□ 手足が冷えやすい

チェックした項目　　　点

Category.3

□ クヨクヨと思い悩んでしまう
□ 身体がだるい
□ 気力が出ない
□ 食欲がない
□ 消化不良で、胃が重たい
□ 胃がチャポチャポする
□ 下痢をしやすい
□ 口内炎や口角炎ができやすい
□ 吹き出物ができる
□ 唇が荒れている
□ 顔や手の色が黄色っぽい
□ むくみやすい
□ 甘いものが異常にほしくなる
□ 食べ物の味がわからないときがある

チェックした項目　　　点

Category.4

□ 悲しくなることが多い
□ 鼻がつまる、または鼻水が多い
□ アレルギーがある
□ 呼吸が苦しいことがある
□ ぜんそくがある
□ 肌が弱い、敏感肌
□ 乾燥肌で潤いが足りない
□ 風邪をひきやすい
□ のどが乾燥しやすい
□ せきやたんが出やすい
□ むくみやすい
□ トイレに行く回数が少ない
□ 声が小さめ、または張りがない
□ 下痢、便秘をすることが多い

チェックした項目　　　点

Category.5

□ ちょっとしたことで驚きやすい
□ いくら寝ても眠くなる
□ 頭がぼんやりする、物忘れが多い
□ のぼせを感じる
□ 足腰がだるい
□ 全体にむくみやすい
□ 腰痛がある
□ 骨がもろい
□ めまいがすることがある
□ 抜け毛が多い、円形脱毛症
□ 髪の毛に潤いがない
□ 肌の色が浅黒い
□ 手足のほてり、または冷えがある
□ 生理不順、または月経量の減少

チェックした項目　　　点

Category.1が多い 肝《かん》タイプ

関連する器官／肝臓、胆のう、筋肉、目、爪
おすすめの食材はこれ!
黒きくらげ：P18、40、46／**しいたけ**：P18、28、34、46／**みつ葉**：P40／**酢**：P30／**セロリ**：P19、26、42／**菊の花**：P19、44／**クコの実**：P14、38、50／**あさり**:P19、42、50／**いか**:P36／**紅花**:P26／**ウコン**:P24／**シナモン**：P16

Category.2が多い 心《しん》タイプ

関連する器官／心臓、小腸、舌、顔面
おすすめの食材はこれ!
ウコン：P24／**ゆり根**：P19、38、42、44／**ごぼう**：P28／**紅花**：P26／**ナツメ**：P14、16、32、48／**唐辛子**：P14、16、24、36、38

Category.3が多い 脾《ひ》タイプ

関連する器官／脾臓、胃、口、唇、筋肉
おすすめの食材はこれ!
黒きくらげ：P18、40、46／**白きくらげ**：P18、34、48／**金針菜**：P18、19、46／**ごま**：P12、30、32／**ナツメ**：P14、16、32、48／**ナツメグ**：P26／**はと麦**：P32／**松の実**：P14、32、48／**山いも**：P46／**陳皮**：P28、48／**あさり**：P19、42、50／**生姜**：P12、14、16、19、24、32、34、40、48、50／**唐辛子**：P14、16、24、36、38

Category.4が多い 肺《はい》タイプ

関連する器官／肺、大腸、皮膚、鼻
おすすめの食材はこれ!
生姜：P12、14、16、19、24、32、34、40、48、50／**陳皮**：P28、48／**にんにく**：P14、16、18、24、26、30、32、36、42／**ミント**：P38／**にら**：P19、36、48／**白きくらげ**：P18、34、48

Category.5が多い 腎《じん》タイプ

関連する器官／腎臓、膀胱、耳、泌尿生殖器
おすすめの食材はこれ!
くるみ：P48／**あさり**：P19、42、50／**いか**：P36／**昆布**：P30、44、48／**ほたて**：P34／**味噌**：P12、34、48／**わかめ**：P19／**山いも**：P46

五臓タイプ別のくわしい解説はP56〜57をご覧ください。

Part2

漢方の基本　陰陽五行について

右ページでは体質別に「肝・心・脾・肺・腎」5つのタイプに分けましたが、これらは「五臓」と呼びます。
漢方では「五臓」を「陰陽五行説」という自然哲学にあてはめ、
ひとつのつながりとして見る考え方があります。

陰陽五行説 ＝ 陰陽論 ＋ 五行説

五行説

自然界を「木」「火」「土」「金」「水」の5つの要素に分類し、変化や関係を象徴的にとらえた考え方です。

五行説の5つの要素の性質
木：木や植物が育つように広がる性質
火：炎のように上へとあがる性質
土：大地や土が万物を育む豊かな性質
金：金属・鉱物が変化し、収縮させる性質
水：液体が下へ流れ、潤いを与える性質

これらの要素が、互いに助け合ったり打ち消し合ったりして、自然界はバランスを保っている、と考えられています。ちなみに「行」とは、「万物のもとになっているもの、あるいはそれらの関係」を意味します。

陰陽論

この世の万物は相反する「陰」と「陽」で構成されています。

例
月⇕太陽
暗⇕明
寒⇕暖
静⇕動

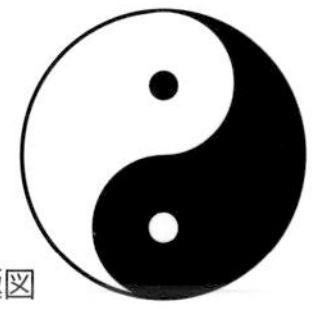
太極図

「陰」と「陽」はそれぞれの過不足を補いながら、最適なところでバランスを保っています。「陰」「陽」のバランスは絶対的なものではなく、流動的に変化をします。「陰」「陽」のバランスを端的に表しているのが大極図。大極図をよく見ると白い中に小さな黒の丸、黒い中に小さな白の丸がありますが、これは「陰極まれば陽になり、陽極まれば陰になる」という考え方を表しています。つまり「過ぎたるは及ばざるがごとし」なのです。

五臓と五行の関係

「五臓」は五行説を応用した考え方です。「五臓」とは、右ページでタイプ分けした「肝」「心」「脾」「肺」「腎」。これらは機能によって系統分けされています。「肝」「心」などと聞くと、「肝臓」「心臓」など臓器そのものの略称のように思われがちですが、漢方では臓器だけでなく全身の機能を系統的にとらえるので、例えば「肝」なら、肝臓も含む「肝」という機能全般、と思ってください。ちなみに「脾」は字だけではイメージがわきませんが消化と栄養の運搬を担う器官を意味します。

五行説と「五臓」の関係は、木＝肝、火＝心、土＝脾、金＝肺、水＝腎とされています。そして、「五臓」はそれぞれに「木・火・土・金・水」の特性を備え、相生関係（陽の関係）と相克関係（陰の関係）を保ちながらバランスを保っています。相生関係とは互いの特徴を活かしながらバランスを保つ関係、相克関係とは互いの特徴を抑制しコントロールする関係、を意味します。左の図で例を挙げると、「肝」がすこやかだと「心」もすこやか（相生関係）ですが、「肝」の機能が強くなり過ぎると「脾」の機能が低下する（相克関係）のです。

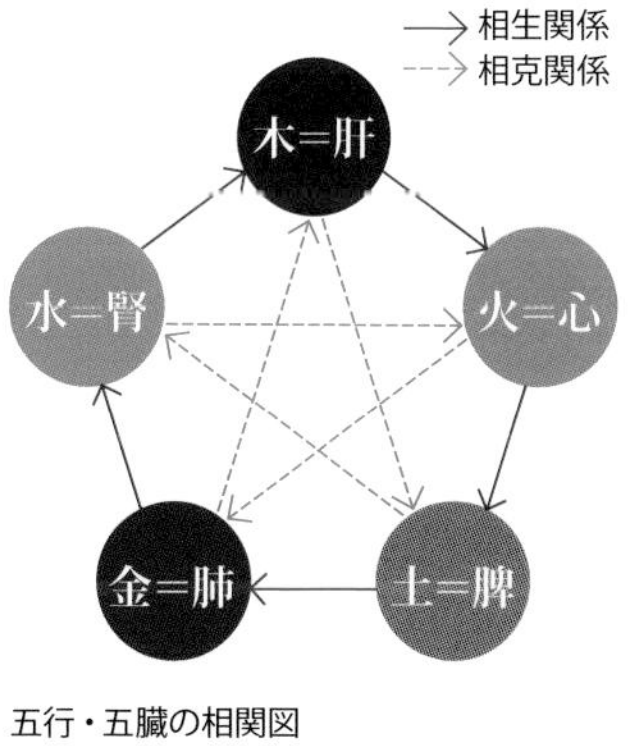

五行・五臓の相関図

あなたの弱点はココ！

腎タイプ

疲れやすい、眠気に襲われる、など回復機能が低下しやすいタイプ。気が小さく些細なことにもショックを受ける。自信がなくなると考えをまとめる力も低下します。

【悩まされやすい症状】

骨粗しょう症、腰痛、精力減退、耳鳴り、頻尿・残尿感など排尿異常、不妊症

肺タイプ

アレルギー体質の人が多く気候の変化で体調を崩しやすい。風邪をひくと長引きやすく、便秘がちなタイプ。精神的には感受性が強くシリアスに考え過ぎる傾向に。

【悩まされやすい症状】

喘息、じんましん、湿疹、痔、風邪、鼻炎、痰、むくみ、便秘

脾タイプ

つまらないことにもクヨクヨし、食べることでストレスを発散。悩むほどに太ってしまい、疲労がたまってくると食欲がわかなくなるタイプです。

【悩まされやすい症状】

口内炎、胃酸過多、胃炎、胃下垂、胃潰瘍、肥満、夏バテ、下痢

心タイプ

体力を気力で、気力を体力で、カバーできない繊細なタイプ。気分の波が激しく、不眠症に悩まされることも多い。

【悩まされやすい症状】

不眠、ニキビ、高血圧、低血圧、舌の荒れ、腸炎、十二指腸潰瘍

肝タイプ

情緒不安定で感情の起伏が激しいタイプ。突然怒り出したかと思えば、気力を失ってボーっとしてしまうこともあります。

【悩まされやすい症状】

生理前緊張症、更年期障害、自律神経失調症、水虫、シミ、眼精疲労、眼病

Part3

自分の体を知って不調とさよなら！
五臓タイプ別「これがあなたのウィークポイント」

何をやってもよくならない不調の原因は、もしかすると体質にあるのかもしれません。
体質ごとに異なるさまざまな特徴をまとめてみました。
このページを読む前に、P54で自分の体質チェックを済ませましょう。

心タイプ

●関連する器官：心臓、小腸、舌、顔面
「心」は、五臓の中でもっとも重要な機能系。**生命活動を維持する働きがあり、脳とも深い関わり**があります。また情緒や意識のコントロールもします。「心」が弱まると心臓の働きが衰え、血液の循環が悪くなるので、動悸・息切れ・のぼせ・顔のほてりを感じることがあります。熱や暑さに弱いのも心タイプの特徴です。

「心」＝「神（こころ）」ともいわれ、精神活動とも深い関わりがあり、「肝」と同じく**ストレスの影響を受けやすい**機能系です。ストレスなどによって「心」の働きが低下すると、情緒不安定になったり眠れなくなります。また、記憶力や集中力が低下しがちになります。

●「心」の働き
血液や体液を全身に循環させる／脳と関係し情緒や意識をコントロール／睡眠をコントロール／食物からの栄養分を五臓の「脾」に送る

●精神的な特徴
【体力があるとき】思考が明瞭な反面、イライラしやすい。目がさえて、不眠になりやすい
【体力がないとき】何をやっても楽しくない。物忘れが多く、気分が不安定で体に力が入らない

●起こりやすい症状
不眠／イライラ／だるさ／憂うつを感じる／のぼせや手足のほてり／動悸や息切れ／胸の圧迫感を感じることがある

●影響されやすい自然現象
熱、暑さ、夏

肝タイプ

●関連する器官：肝臓、胆のう、筋肉、目、爪
「肝」は五臓全体の働きをスムーズにするコントロール役。「肝」が弱まると、五臓全体のバランスが崩れ、さまざまな機能に不調が現れます。
自律神経との関わりが深いのが「肝」の特徴で、働きが弱まると精神的に不安定になります。イライラしたり、落ち着きをなくしたり、不眠に悩まされることもあります。さらに、**「肝」の動きが衰えると、血液を貯蔵する機能や代謝・排泄機能も低下**します。また、目の働きや爪とも関係があり、目の疲れ・充血、かすみ目、爪にツヤがなくなり割れやすくなる、といった症状も肝タイプの特徴です。

●「肝」の働き
五臓のバランスをとり正しく機能するようコントロール／情緒の安定／代謝や排泄の調節／血液の貯蔵／自律神経や運動神経などのコントロール

●精神的な特徴
【体力があるとき】思考は明瞭。その反面イライラしやすい。小さなことが気になり、落ち着かない
【体力がないとき】思考が鈍りぼんやりする。無気力、または気分がふさぎやすい

●起こりやすい症状
不眠／イライラ／だるさを感じる／神経症／眼精疲労／頭痛／爪が割れやすい

●影響されやすい自然現象
風、気圧の変化、春

肺タイプ

●関連する器官：肺、大腸、皮膚、鼻

「肺」は、西洋医学でいう肺（呼吸器系）の働きのほか、消化器系の働きをコントロールします。また皮膚やのどとの関わりも深く、**皮膚の乾燥・ニキビ・のどの乾燥などに悩まされやすい**のが、肺タイプの特徴です。さらに花粉症や鼻炎などのアレルギー症状、じんましんなどにも注意が必要です。

体のエネルギーとなる「気」を外から取り込んだり、不用なものを外へ発散しながら、全身に巡らせるのが「肺」。そのため**機能が低下すると、充分なエネルギーが得られず、風邪をひきやすくなったり、さまざまな不調が現れます。**

五臓の「肺」は大腸との関わりが深い機能系です。「肺」の働きが低下すると、便秘や下痢がおこりやすくなるのはそのためです。

●「肺」の働き

呼吸機能をコントロール／水分代謝・排出を行う／嗅覚をコントロール／飲食物の残りカスを体外に排泄

●精神的な特徴

【体力があるとき】感受性が強く、悲しくなりやすい
【体力がないとき】考え過ぎたり、泣きやすくなる

●起こりやすい症状

肌のトラブル／呼吸が苦しいことがある／風邪をひきやすい／のどの乾燥・腫れ／せきや痰／下痢、または便秘が多い／花粉症や鼻炎などのアレルギー

●影響されやすい自然現象

乾燥、季節の変わり目、秋

脾タイプ

●関連する器官：脾臓、胃、口、唇、筋肉

五臓の「脾」は、胃腸との関係が深く、食べ物を消化したり栄養分を吸収する役割を担っています。精神的には**考え込んだり憂鬱な気分の影響を受けやすい**機能系で、クヨクヨしたり思い悩み過ぎると「脾」の働きが弱まり、食欲不振、胃の痛み、消化不良などが起こりやすくなります。

「脾」が弱まると、**消化器系に不調が現れ、肌のトラブル・口内炎などをひきおこします。**肌が不健康な黄色味を帯びたり、ニキビや吹き出物ができやすくなるのも、「脾」が衰弱している証拠。唇も荒れやすくなります。

「脾」の働きが低下すると、味覚が鈍くなったり、特に甘味を欲しがることが多くなります。また過食になりやすく、だるさや脱力感を感じることもあります。

●「脾」の働き

消化吸収をコントロール／血液の流れを調整／筋肉を形成する／飲食物からの栄養を吸収し、全身に送る

●精神的な特徴

【体力があるとき】行動に移す前に考え過ぎてしまう。ストレスを食事で解消する傾向がある
【体力がないとき】クヨクヨ思い悩んで食欲不振に。体がだるい、食後に眠くなりやすい

●起こりやすい症状

過敏性腸症候群／肌のトラブル／生理不順／胃痛や食欲不振／腹部が張る感じがする／むくみ／味覚がわからなくなりやすい

●影響されやすい自然現象

湿度、季節の変わり目、梅雨〜夏季

腎タイプ

●関連する器官：腎臓、膀胱、耳、泌尿生殖器

五臓の「腎」は、いわゆる腎臓の働きを含みます。体の水分調整や排尿をコントロールしているので、**「腎」の機能が弱まるとむくみが起こりやすくなったり、トイレの回数が増える**ことがあります。「腎」は、生まれ持った生命力を蓄える役割があり、また生殖機能や発育を支えており、老化のプロセスとも深い関わりがあります。**「腎」の働きが弱まると、肌の老化を招きやすく、シミやシワが目立つ**ようになります。また、耳の聞こえが悪くなったり、耳鳴りがすることもあります。

髪の健康状態も「腎」と深い関係があります。不規則な生活やストレスなどによって「腎」の働きが弱まると、髪にツヤがなくなり、抜け毛や白髪が目立つようになります。

●「腎」の働き

成長・発育・生殖のエネルギーを貯蔵／水分代謝のコントロール／聴覚のコントロール／尿の貯蔵、排泄

●精神的な特徴

【体力があるとき】驚きやすく、怖がりやすい
【体力がないとき】何をするにも自信がなくなる。記憶力が落ちて、考えがまとまらない。いくら寝ても眠くなる

●起こりやすい症状

不眠／だるさ／冷え性／生理不順や生理痛／むくみ
めまいや耳鳴り／髪のトラブル

●影響されやすい自然現象

寒さ、急な気候の変化、冬

Part4

季節の特徴を知って賢く食材選びを！

日本でも「旬の食材は体にいい」といわれますが、漢方にも同じく、動植物は季節の影響を強く受けるため旬に出回る食材はその季節の特徴を備えている、という考え方があります。そのため、寒い冬に旬を迎える食材には体を温める作用を持っているものが多く、逆に夏は体の熱を発散して冷やす作用を持っているものが多いのです。四季がはっきりしている日本。生活する上で、季節の特徴と旬の食材を知ることは、病気や体調不良の予防・改善に欠かせません。季節ごとにピッタリな薬膳素材と、旬の食材がわかれば、不調なんて怖くありません！

春

春は肝の高ぶりを抑える食材を

春は芽吹きの季節。草木が成長を始めるように、人間も新陳代謝が活発になります。と同時に、細菌やウイルスの活動も旺盛になります。体外から侵入しようとする病原体から身を守るには、なにより抵抗力を高めることが一番。**ねぎ、にら、たまねぎ、にんにく**など香りが強い野菜は、陽気（体を温める働きをするエネルギー）を補い、抵抗力を高めてくれます。また、暖かくなってくると、肝の働きも旺盛になりがちです。肝が盛んに働き過ぎると、血圧上昇、めまい、目の充血などを起こしやすくなったり、天気の変化によって自律神経の乱れや情緒不安定といった症状が、悪化することもあります。春は肝の負担が大きくなる季節なので、セロリ、にらなど香りのある食材や柑橘類で肝の働きを調整します。

肝に負担がかかる春は、脾の働きを助ける**甘の食品**を積極的に。**ナツメ、山いも**といった薬膳素材がおすすめです。酸の食品は消化吸収を鈍らせるので少なめにしましょう。なお、**新鮮な旬の野菜**は、冬の間のビタミン・ミネラル不足を補います。

春の旬の食材：アスパラガス、キャベツ、新たまねぎ、にんじん、にら、新じゃが、さやえんどう、いんげん、そら豆、菜の花、ふきのとう、たけのこ、パセリ、新ごぼう、グリンピース、ラディッシュ、山菜、あさつき、うど、きす、白魚、さより、真鯛、かつお、あおりいか、ほたるいか、やりいか、あさり、あわび、ひじき、わかめ

●春の食養生
精神的なイライラ：セロリ、生姜、柑橘類、クコの実、ウコン、陳皮
鼻炎・花粉症：ねぎ、生姜
目の充血：にがうり、トマト、あわび、菊の花

夏

夏は清熱・利尿の食材を

夏は成長の季節。しかし人間にとっては、快適とは言いがたい季節でもあります。とりわけ異常気象によるうだるような猛暑では、日中は室内にこもりがちなうえ、夜になっても気温が下がらず睡眠不足にもなります。だからこそ、思い切って外に出て体を動かし、老廃物の排泄と新陳代謝の促進を心がけなければなりません。日中外に出るときは、こまめな水分補給と暑さ対策をお忘れなく。夏の水分補給の注意点は、大量の汗をかいた後に大量の水を一気に飲むと、汗で失われた塩分がさらに失われ、けいれんを起こすことがあること。また、食事中に水を飲むと消化液が薄まってしまうので、胃腸が弱る夏は飲まないこと。

夏は高温で湿度も高く、汗が出にくかったり、汗をかいてもすぐに乾かないこともあります。そして、それが原因となって、食欲不振や口の粘つき、体がだるい、胃が重い、といった症状が現れます。夏を乗り切るには、体内の熱を取り除く（清熱）、あるいは水分代謝を高める（利尿）食材が不可欠。**にがうり**や**緑豆**で体を冷やし、**すいか**や**きゅうり**で利尿作用を高めましょう。

夏の旬の食材：きゅうり、なす、トマト、小松菜、ピーマン、セロリ、かぼちゃ、にがうり、にんにく、レタス、青ジソ、ししとう、オクラ、枝豆、ちんげん菜、新生姜、葉ねぎ、みょうが、冬瓜、とうもろこし、いなだ、かんぱち、しまあじ、すずき、ひらまさ、あじ、こはだ、赤いか、昆布、ひじき、すいか

●夏の食養生
不眠：緑豆、牛乳、小麦、ゆり根、はすの実
夏バテ：うなぎ、にがうり、玄米、ナツメ、サンザシ
むくみ：冬瓜、すいか、きゅうり、はと麦

秋

秋は体を潤す食材を

実りの秋は、果実や穀物、野菜の多くが収穫の時期を迎えます。この季節は体にとっても収穫の時期で、夏に衰えた消化吸収を整え、暑さで消耗した体力を冬に備えて養うための期間でもあります。雲は高く空は晴れ渡りカラッとした日が多くなるこの季節。朝晩は気温の変化が大きく、空気も乾燥します。乾燥は五臓の中でも肺に影響を与え、潤いが失われてしまいます。乾燥する季節に鼻の乾き、のどの痛み、せきといった呼吸器系の病気になりやすいのは、肺の潤いが失われるためなのです。**白きくらげ**や、**ゆり根**、**なし**、**白ごま**、**はちみつ**といった食材で、肺を潤すように心がけましょう。また、料理の際に**酸味**と**甘み**を合わせることで、肺の機能が正常に保たれるようになります。酸味と甘みの組み合わせは、体に潤いをもたらすとされています。

乾燥とともに、秋に気をつけなければいけないのは冷え。夏に汗をかいて水分が失われた状態で体を冷やすと、頭痛、鼻づまり、胃痛、関節痛などの症状が現れやすくなります。

秋の旬の食材：じゃがいも、里いも、れんこん、キャベツ、セロリ、山いも、ねぎ、ごぼう、白菜、さつまいも、きのこ、かつお、さば、さんま、いわし、すみいか、大正えび、芝えび、毛がに、ほたて、なし、りんご

●秋の食養生

せき：大根、なし、れんこん、ぎんなん、白きくらげ、松の実、ゆり根

乾燥肌：豚足、すっぽん、白ごま、はちみつ、クコの実、ゆり根

冬

冬は体を温める食材を

冬が好きな人も大勢いますが、「厳しい季節」と言えば寒い冬が相場と決まっています。植物が葉を枯らし、虫が冬眠するように、人間も寒くなると代謝が落ち血行も悪くなります。体内の活動が衰え血行が悪くなると、病気を再発させたり症状を悪化させる原因となります。寒くなるほど、脳出血や心筋梗塞で倒れる人が多くなるのは、そのためです。体の熱を逃さないようにし、体を温めるエネルギーをむやみに使わない。それが冬の養生のポイントです。

気温が下がる冬は、皮膚が硬く収縮し水分が排出されにくくなります。すると、体内の不要な水分のほとんどは、腎と膀胱から尿として排出されます。冬の間、エネルギーをためて、活動が活発になる春のために備える機能系も腎です。つまり、冬は腎への負担が大きくなる季節なのです。体を温める**熱性**、**温性**の食材を意識的に摂って、腎の働きをよくしましょう。また、ミネラルが不足すると寒がりになる、ともいわれています。**にんじん**、**れんこん**、**ゆり根**、**山いも**などミネラルをたっぷり含んだ根菜類も一緒に食べましょう。

冬の旬の食材：大根、白菜、ブロッコリー、カリフラワー、ほうれん草、ねぎ、れんこん、生姜、かぶ、春菊、せり、芽キャベツ、ごぼう、スナップエンドウ、たら、あんこう、あいなめ、あま鯛、ひらめ、ふぐ、ぶり、本まぐろ、さば、やりいか、甘えび、芝えび、毛がに、ずわいがに、松葉がに、渡りがに、あおやぎ、赤貝、牡蠣、さざえ、つぶ貝、とり貝、ほっき貝、みる貝、はまぐり

●冬の食養生

冷え：にら、羊肉、えび、はすの実

風邪：にんにく、ねぎ、生姜、きんかん

Column

薬膳なべの代名詞「火鍋」

太極図のように真ん中で仕切られた鍋に、赤と白のスープが注がれた火鍋《ひなべ》。食べたことはなくても、薬膳なべといえば火鍋、といわれるくらいポピュラーなので、ご存じの方は多いでしょう。

火鍋の赤・白のスープは、赤＝花椒と唐辛子が効いた四川風麻辣スープ、白＝辛くない白湯スープ。赤も白もベースとなるスープは一緒で、赤いスープには辛みを加えるスパイスが足されています。

具材のつけダレはいくつもあり、店によってはその中から選べます。主なタレを紹介すると、ごまダレ、海鮮ダレ、ピーナツダレ、ピリ辛ダレなど。本場中国では、ごま油に塩とにんにくを混ぜてつけダレにすることもあるそうです。

具材も店によって異なりますが、基本的には和食の鍋料理と同じ。えのきやしいたけ、きくらげなどきのこ類は定番の具材ですが、ひら茸やふくろ茸といったちょっと珍しいきのこが食べられるのは火鍋の楽しみのひとつです。なお中国では、レタスやじゃがいも、うずらの卵などが定番の具材なのだとか。意外ですね。

こんなに知っている人は多いのに、自宅の鍋メニューに火鍋を加えている人は、ほとんどいません。火鍋用の鍋がないから？そんなこと、関係ありません。普段使いの鍋で十分です。スープの作り方がわからなくても大丈夫。P14の塩味のスープと、P16のしょうゆ味のスープで、火鍋の赤・白のスープは完成です。スープを2つも作れないなら、火鍋のスープのもとも市販されています。今度の週末は、思い切って自宅火鍋にチャレンジしてみませんか？

Part5

「性味」と「帰経」ってなに?

P6～10の漢方食材の紹介に、「性味」「帰経」という項目があります。
甘とか寒とか心などの記号が、食材の味であり性質であり、
働きかける五臓であることは、P6の「性味／帰経について」で簡単に触れました。
そこでここでは、もう少し詳しく知りたい、という方に向けて
「性味」「帰経」について掘り下げてみます。

性味とは?

食物には体を温めるものもあれば体を冷やすものもあります。旬の食材は季節の影響を受けているので、春～夏にかけては体を冷やす食材が多く、秋～冬にかけては体を温める食材が旬を迎えます。そして、すべての食物は表1のように分類されます。これら5つの性質をまとめて「五性」といいます。

また、食物はその味によって働きかける五臓が決まっており、働きも違います。酸味、苦味、甘味、辛味、鹹味《かん》（塩辛い）は「五味」と呼ばれ、五臓へ働きかけることからも推測がつくように五行とも関係してきます。

五行・五臓の相関図を見てください。例えば、「辛」は「肺」に働きかけるとありますが、辛いものは「肺」の持つ汗腺機能を高めます。そして適量の辛いものであれば、相関図の相生関係により「腎」を活性します。「腎」は水分代謝をコントロールするので、発汗や利尿といった作用が促進されます。しかし辛いものを食べ過ぎた場合は、相関図の相克関係により「肝」を弱めます。「肝」は代謝・排泄を調節し、表2のように引き締め作用を持つ機能系。辛いものを食べ過ぎてお腹を下してしまうのは、「五味」と五臓が五行をベースに密接に関係しているからなのです。

「性味」とは、これら「五性五味」から成る漢方独自の考え方で、毎日の食生活にも取り入れられる食養生の基本なのです。表3では、「五性五味」別の代表的な食材を一覧にしましたので、献立作りの参考にしてください。

〈表1〉

熱性	体を温める、冷えをよく緩和する
温性	熱性ほどではないが体を温める、冷えを緩和する
平性	冷やしも温めもしない
涼性	寒性ほどではないが体を冷やす、熱を冷ます
寒性	体を冷やす、熱をよく冷ます

〈表2〉

五味	働きかける器官	作用
酸《さん》	肝・胆・筋・眼	肝に働き粘膜を保護 引き締め、漏れ出るのを防ぐ
苦《く》	心・小腸・血脈・舌	心に働き消炎作用（熱を冷ます） 余分なものを取り去り排出
甘《かん》	脾・胃・肌肉・口唇	脾に働き滋養作用（養分を補給する） 血を補う、筋肉や臓腑の緊張を緩める
辛《しん》	肺・大腸・鼻・皮膚	肺に働き発散作用（体を温める） 気血の巡りをよくし、気候による悪影響を追い出す
鹹《かん》（塩辛い）	腎・膀胱・骨髄・耳	腎に働き柔和作用（他の四味を中和させて吸収しやすくする） 固まったものをやわらかくして排出

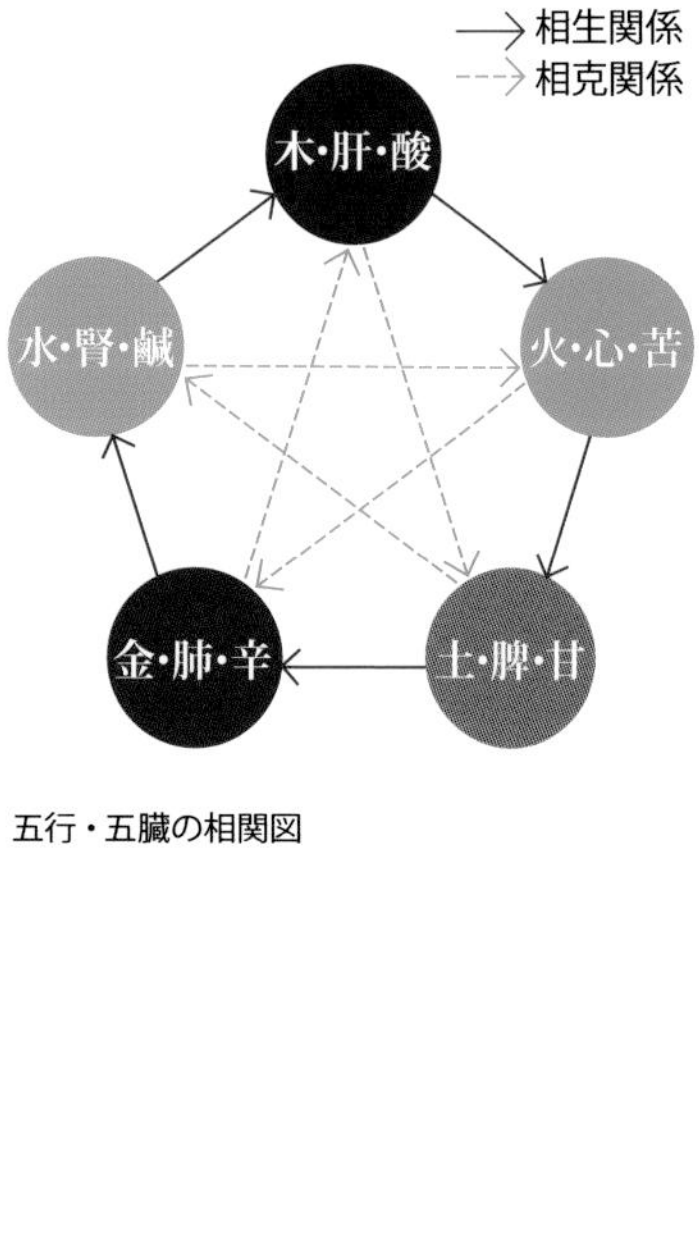

五行・五臓の相関図

〈表3〉

五味／五性	寒・微寒	平	温・熱
酸	梅干、トマト、レモン、オレンジ、キウイ、すもも、りんご、パイナップル	ぶどう、桃、いちご、あんず	みかん、さくらんぼ、らっきょう
苦	たけのこ、かき、にがうり、セロリ	ごぼう、ぎんなん	アスパラガス
甘	小麦、はと麦、そば、ほうれん草、なす、きゅうり、レタス、セロリ、さつまいも、しめじ、えのき、バナナ、すいか、メロン、なし、かき、豆腐、ごま油	米、大豆、小豆、白菜、にんじん、ブロッコリー、とうもろこし、じゃがいも、山いも、小松菜、枝豆、落花生、しいたけ、舞茸、なめこ、きくらげ、いちじく、ざくろ、ごま、はちみつ、豚肉、さんま、うなぎ	もち米、キャベツ、かぼちゃ、かぶ、栗、くるみ、松の実、牛肉、鶏肉、羊肉、えび、赤貝
辛	大根、しそ、春菊、ちんげん菜	里いも、もやし	ピーマン、にら、にんにく、ねぎ、たまねぎ、唐辛子、生姜、コショウ、わさび
鹹（塩）	昆布、わかめ、はまぐり、塩、しょうゆ	いか、牡蠣、ほたて	ムール貝、なまこ

〈表4〉

五行	木	火	土	金	水
五臓	肝	心	脾	肺	腎
五味	酸	苦	甘	辛	鹹（塩）
五気	風	暑	湿	燥	寒
五色	青	赤	黄	白	黒

「五味」を含めたさまざまな要素と五行との関係は、表4にまとめました。「五気」とは、P56～57の「影響されやすい自然現象」という項目に対応しています。「五色」というのは、色も五臓に影響を与える、という考えにもとづくもの。

「青」い食材は「肝」を補う
「赤」い食材は「心」を補う
「黄」色い食材は「脾」を補う
「白」い食材は「肺」を補う
「黒」い食材は「腎」を補う

漢方では、このような特徴を持った「五色」の食材が、五臓に薬となって働きかける、とされています。

帰経とは?

「帰経」は「生薬と五臓六腑、経絡《けいらく》との相性や作用部位を示す」もの。食材の色や性味によって、働きかける臓腑も異なる、という漢方の考え方です。五臓がひとつの臓器だけでなく、あらゆる器官を含む機能系と考えられていることからもわかるように、食材の薬効が作用する器官や部位は1ヵ所にとどまりません。**表2**と重複する部分もありますが、五味と五臓への作用は、このようになっています。

酸味 「肝経」に作用しやすい。適量の酸味は肝を養う。

苦味 「心経」に作用しやすい。心臓の働きが活発な夏に心の熱を取り除く。

甘味 「脾経」に作用しやすい。適量の甘味は脾を養う。

辛味 「肺経」に作用しやすい。適量の辛味は肺の働きを助けて風邪の予防をする。

鹹《かん》味 「腎経」に作用しやすい。適量の鹹味は腎を養う。

「肝経」や「心経」の「経」は、経絡《けいらく》の「経」です。最初にも書きましたが、「帰経」とは「生薬と五臓六腑、経絡との相性や作用部位を示す」ものです。人間には、五臓六腑へと通じる経絡が12ある、とされています。

六腑の構成は表5をご覧ください。

〈表5〉

胆	胆嚢《たんのう》と中枢神経系の一部を含む。食物の消化のほかに、中枢神経系との関連性を持つ。
小腸	小腸を含めた吸収過程を含む。消化された食物の栄養素や水分を吸収し、残りカスを排泄するために大腸へと送る。
胃	胃を表す。消化吸収した栄養素を体の上方へと運ぶ働きをする「脾」の一部なので、胃で吸収された栄養素も脳などへ運ばれていく。
大腸	大腸と同じ。小腸から送られてきた残りカスを受け、一部の水分を吸収し残りを排出する。
膀胱	膀胱と同じ。「腎」で生成された尿をためて排泄する。
三焦	水分の代謝全般をさす概念。胃の上、中、膀胱の上にある3つの器官の総称とされるが、西洋医学的に該当する臓器はない。

「三焦」について、少し説明を加えます。「三焦」とは主に全身の水分の巡りをコントロールする機能で、水分の通り道です。上焦、中焦、下焦の3つに分けられて、次のように定義されています。

●上焦＝横隔膜より上の機能。胸部（心・肺）を指す。
●中焦＝横隔膜から臍《へそ》までの機能。上腹部（脾・胃）を指す。
●下焦＝臍から下の機能。下腹部（肝・腎・膀胱・腸）を指す。

Part5

さて、経絡に話を戻しましょう。五臓と六腑を合計しても11。経絡は12あるはずですが、何が足りないのでしょう？実は五臓六腑とは別に「心包」というものがあるのです。「心包」も聞きなれない器官ですが、「三焦」と同じ実体のない臓器で、心臓を包む袋と解釈されています。そして五臓六腑にこの「心包」を含めた12の臓腑へと、経絡は通じているのです。

薬膳素材や食材の薬効成分は、体内の血管を通って臓腑に作用します。さらに、その臓腑につながる経絡に入り、その経絡に通じる他の器官にも作用するのです。つまり、「酸」の食材は「肝」と「胆」に作用し、それらの経絡につながる器官にも働きかける、というのが帰経の仕組みなのです。

毎日口にする食べ物には、それぞれに「性味」「帰経」があり、体に何らかの作用を及ぼしています。すべての食材は無理かもしれません。でも、好きなおかずの具材だったら「性味」「帰経」を知っておいていいかも…と思いませんか。

Column

漢方相談薬局の上手な使い方

「難しそう」「入りづらい」…漢方や漢方薬局には、敷居が高いイメージがつきもの。でも本当は「あなたの心強い味方」なのです。

事実、漢方薬局に駆け込んでくる人たちが訴える症状の多くは、日常的な悩みや不快な思いや、お医者さんに行くほどではないけれどつらい症状など、信頼できる相談相手を見つけにくいものばかりです（表参照）。身近なかかりつけ医のように、気軽に試してみてはいかがでしょう。

漢方のはじめの一歩は、自分のタイプを知ること。相談員は漢方相談のプロですから、あなたの症状や体質から、タイプを的確に判断します。また漢方相談薬局は、食生活や睡眠状況など、ライフスタイルに応じて健康や美の提案をするトータルアドバイザーでもあります。

最近ではおしゃれな漢方薬局も増えています。そのひとつが「漢方ブティック」。漢方の考え方に沿った商品は、お茶やスイーツ、スキンケアから、入浴剤、クコの実などの和漢食材もあります。

先入観は捨ててまずはトライしてみてはいかがでしょう。「良薬は口に苦し」とは漢方の言葉ですが、「甘い良薬」もあるかもしれませんよ。

（話／薬日本堂薬剤師）

女性（全体比87.3%）

年代	10歳代	20歳代	30歳代	40歳代	50歳代	60歳代	70歳代
1位	ニキビ	月経トラブル	不妊症	疲れやすい	更年期障害	ダイエット	便秘（慢性的）
2位	月経トラブル	ニキビ	疲れやすい	冷え性	疲れやすい	耳鳴り	耳鳴り
3位	肌あれ	冷え性	月経トラブル	ダイエット	ダイエット	疲れやすい	不眠症
4位	疲れやすい	肌あれ	冷え症	不妊症	冷え性	便秘（慢性的）	疲れやすい
5位	ダイエット	疲れやすい	肌あれ	月経トラブル	便秘（慢性的）	冷え症	アレルギー性鼻炎：花粉症

男性（全体比12.7%）

年代	10歳代	20歳代	30歳代	40歳代	50歳代	60歳代	70歳代
1位	ニキビ	ニキビ	疲れやすい	疲れやすい	疲れやすい	耳鳴り	耳鳴り
2位	アトピー性皮膚炎	疲れやすい	胃腸が弱い	ダイエット	耳鳴り	疲れやすい	便秘（慢性的）
3位	自律神経失調症	アトピー性皮膚炎	アトピー性皮膚炎	不眠症	高血圧症	糖尿病	高血圧症
4位	アレルギー性鼻炎：花粉症	アレルギー性鼻炎：花粉症	自律神経失調症	胃腸が弱い	不眠症	手足がつる	糖尿病
5位	チック	胃腸が弱い	不眠症	高血圧症	アレルギー性鼻炎：花粉症	せきが出る	疲れやすい

性別・年代別相談内容ランキング　2019年　薬日本堂調べ

漢方食材、薬膳素材別INDEX

ここでは、レシピに使われている漢方食材、薬膳素材別に、レシピの紹介ページを記載しています。

症状や悩みに応じた食材、薬膳素材を見つけ、自分に合った「薬膳なべ」作りを試してみてください。

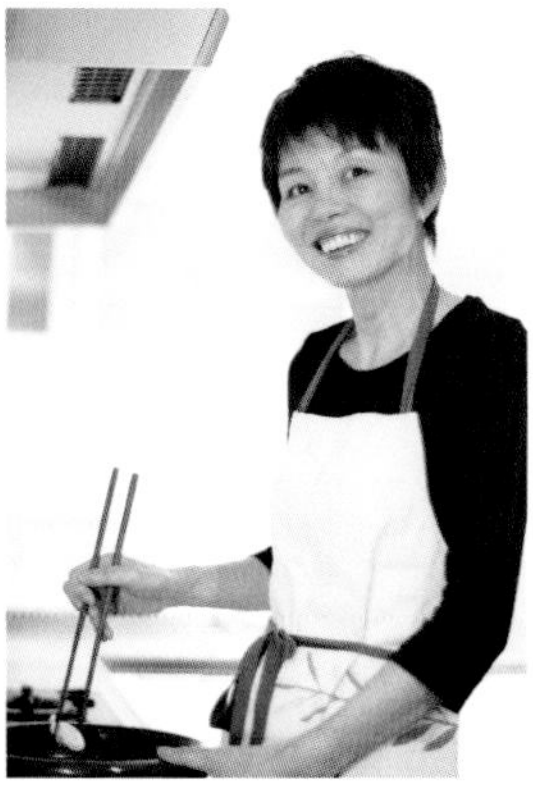

料理：岩﨑啓子 いわさき　けいこ

料理研究家・管理栄養士。
料理研究家のアシスタントなどを経て独立。雑誌、書籍、料理教室、メニュー開発など幅広く活動中。和・洋・中・エスニックなどジャンルを問わず提案する「簡単」「おいしい」「体にやさしい」家庭料理は、さっぱりしながらもメリハリの利いた和風の味で、年齢を問わず大好評。近著に『365日 和のおかず』（永岡書店）、『体にいい！ 栄養バランス満点のおいしい献立』（学研プラス）、『親に届ける宅配ごはん』（女子栄養大学出版部）など。

漢方監修：薬日本堂（くすりにほんどう）

https://www.nihondo.co.jp

1969年創業の日本最大の漢方専門店。漢方相談を通じ、一人ひとりの体質や悩みに合わせて健康・美容をトータルにアドバイスする「ニホンドウ漢方ブティック」「カガエ カンポウ ブティック」「薬日本堂」を全国に展開。漢方の考え方をベースに、健康的なライフスタイルを提案している。その他、ニホンドウ漢方ミュージアム（東京・品川）、薬日本堂漢方スクール、書籍監修、他業種とのコラボレーションなど、漢方・養生を軸とし幅広く事業を展開する。

【漢方専門店】

ニホンドウ漢方ブティック

https://www.nihondo.co.jp/shop/boutique

漢方の智慧を活かした様々な商品やサービスを生活に取り入れやすいかたちで提供します。

カガエ カンポウ ブティック

https://kagae.jp

香りと漢方を融合した漢方ビューティーブランド。からだの内外を磨くトータルケアをご提案します。

薬日本堂

https://www.nihondo.co.jp/shop/pharmacy

一に養生、二に漢方　真の健康のために、日々の生活養生を見直し、正すサポートをいたします。

【ニホンドウ漢方ミュージアム】

https://www.nihondo.co.jp/shop/museum

ギャラリー、レストラン、ブティック、スクールが入店する、世界で初の漢方ライフスタイル提案型複合ショップ。見て・聞いて・ふれて・味わって、そして香りも楽しみながら、想像を超える漢方の力を五感で体験できます。
〒108-0074 東京都港区高輪3丁目25-29

【薬日本堂漢方スクール】

https://www.kampo-school.com/

品川校　東京都港区高輪3丁目25-29 漢方ミュージアム内
大阪校　大阪府大阪市北区梅田1-11-4-1200 大阪駅前第4ビル12F 7号室
仙台校　宮城県仙台市青葉区一番町2丁目3番10号　カルチャー仙台ビル2階

STAFF
装丁・デザイン：釜内由紀江
五十嵐奈央子（GRiD）

料理スタッフ：上田浩子・近藤浩美

撮影：安田 裕
撮影アシスタント：坂本晶子
スタイリング：北舘明美

制作協力：有限会社ラップ
企画・編集：成田すず江（株式会社テンカウント）

本書の内容に関するお問い合わせは、お手紙かメール（jitsuyou@kawade.co.jp）にて承ります。恐縮ですが、お電話でのお問い合わせはご遠慮くださいますようお願いいたします。

おうちで、薬膳なべ

身近な材料でおいしく、キレイに！

2010年12月30日　初版発行
2020年9月20日　改訂新版初版印刷
2020年9月30日　改訂新版初版発行

監修者　薬日本堂
著　者　岩﨑啓子
発行者　小野寺優
発行所　株式会社河出書房新社
〒151-0051
東京都渋谷区千駄ヶ谷2-32-2
電話　03-3404-1201（営業）
03-3404-8611（編集）
http://www.kawade.co.jp/
印刷・製本　凸版印刷株式会社
Printed in Japan
ISBN978-4-309-28819-2

●本書は、小社刊行『おうちで、薬膳なべ』（2010年12月）を一部改訂し新装したものです。